LUIGI FARINI

ALIMENTAZIONE NATURENERGETICA

Come Seguire Una Dieta Sana ed Equilibrata Per Lo Sport e Per Il Tuo Benessere Quotidiano

Titolo

"ALIMENTAZIONE NATURENERGETICA"

Autore

Luigi Farini

Editore

Bruno Editore

Sito internet

http://www.brunoeditore.it

Sommario

Introduzione

Il nostro corpo funziona come una macchina, e proprio come una macchina ha bisogno di essere mantenuto. Perché tutto funzioni al meglio c'è bisogno sia di un mantenimento fisico anche minimo ma costante (quindi attività fisica) e di un'alimentazione il più corretta possibile.

Possiamo scegliere di "vivere alla giornata" facendo una vita adagiata in poltrona e mangiando qualsiasi cosa di commestibile e gustoso ci passi per le mani, oppure possiamo scegliere di mangiare quello che di gustoso e commestibile ci passa per le mani ma fatto in modo consapevole, come una giusta ricompensa da dedicarsi ogni tanto.

Pensa a cosa succederebbe alla tua auto o al tuo motorino se non cambiassi l'olio, lasciassi che le pastiglie dei freni si usurino, o mettessi il primo carburante che ti capita, magari il gasolio al posto della benzina.

Lo stesso accade al nostro corpo se non ce ne prendiamo cura e non lo nutriamo in modo corretto.

Se conosciamo il meccanismo delle cose allora siamo anche in grado di migliorarne il funzionamento, e in questo libro è descritto in modo molto semplice e pratico come agisce e reagisce il nostro organismo in funzione dell'alimentazione che gli forniamo.

Siamo gli unici responsabili di noi stessi e della qualità della nostra vita, ecco perché è importante essere consapevoli delle nostre scelte alimentari, dopodiché ognuno è libero di decidere ciò che desidera per sè stesso.

Il principio è quello di una dieta sana e completa, basata sul consumo di alimenti ricchi di tutti gli elementi necessari al buon funzionamento del nostro organismo, e soprattutto sulla comprensione del perché conviene nutrire il nostro corpo con determinati alimenti, ma godendo anche dei benefici dello stravizio che, in quanto tale, si trasforma in un vero momento di piacere e diversificazione.

Sapere quali sono gli alimenti che migliorano le prestazioni del nostro fisico e capirne il perché, padroneggiando l'alimentazione come "strumento" di benessere oltre che di piacere, il risultato?

Una vita energica e performante!

Ovviamente i risultati sono possibili solo se ci si mettono impegno e determinazione, e solo utilizzando le giuste strategie.

Avvertenza: *le note relative agli usi, alle proprietà e alle indicazioni degli alimenti contenuti in questo libro hanno carattere puramente informativo e non sostituiscono la consulenza medica.*

Capitolo 1:
L'Alimentazione Naturenergetica

Tutto ebbe inizio quando mi trovavo in Inghilterra e mi guadagnavo da vivere lavorando come croupier in un casinò di Luton, una città non distante da Londra. I ritmi di quel tipo di mestiere sono particolari, non è un lavoro pesante se paragonato ad altri, ma gli orari e la gestione dei turni non permettono di avere un ritmo circadiano (ciclo veglia-sonno) regolare, questo perché più ci si avvicina ai giorni di riposo e più il tempo libero nella giornata lavorativa viene ridotto, o almeno nel mio casinò era così.

SEGRETO n. 1: bere un bicchiere d'acqua abbassa il livello di stress quando siamo sotto pressione, momenti in cui il nostro organismo ne disperde proprio una maggior quantità.

A quei tempi sono arrivato a dormire dalle 11/12 ore consecutive nei giorni di lavoro fino alle 16 ore consecutive quando ero libero, e avrei potuto sfruttare il mio tempo per fare mille altre cose, mentre invece rimanevo a letto a dormire e quando mi alzavo non sentivo nemmeno la buona forma fisica che ci si può aspettare dopo una bella nottata di sonno ristoratore.

Devo premettere che la mia resistenza fisica era sempre stata buona, ma quei turni di lavoro mi stavano distruggendo.

Poi un bel giorno girovagando su Facebook, dove ormai "si trovano informazioni anche per sbaglio", nel senso che sembra che siano loro a venire a cercare te piuttosto che il contrario, ho trovato un video che spiegava l'importanza di bere acqua.

Beh, quel video è stato la mia fortuna, perché da lì, "con un bicchiere d'acqua", è iniziato il mio viaggio verso il benessere fisico, è con un bicchiere d'acqua che ho scoperto la consapevolezza alimentare e l'alimentazione naturenergetica.

Perché con un bicchiere d'acqua? Perché oltre a riscoprire i benefici che apporta una semplice azione come quella di bere, che spesso diamo per scontata e anzi, molte volte l'esigenza di reidratarsi addirittura non viene considerata, ho scoperto che bere un bicchiere d'acqua può far abbassare il livello di stress nei momenti in cui siamo sotto pressione, che sono anche i momenti in cui il nostro organismo disperde proprio la maggiore quantità di acqua.

Lo sapevi che quando siamo disidratati il nostro cervello si restringe?

Circa i due terzi del nostro cervello sono costituti d'acqua, che ne è anche il principale nutriente, e secondo alcuni studi, tra cui quello di Matthew Kempton e Ulrich Ettinger dell'Istituto di Psichiatria del King's College di Londra, dal momento in cui viene meno l'idratazione il nostro principale organo inizia a restringersi e le normali funzioni cerebrali, compresa la capacità di ragionamento, rallentano. Ma niente paura, con uno o due bicchieri d'acqua torna subito tutto nella norma, compresa la capacità di ragionamento.

Quindi se ti capita di sentirti sotto pressione, preso da mille pensieri che probabilmente ti hanno fatto bypassare l'esigenza di bere, nel momento in cui ti rendi conto dello stress che stai provando bevi almeno un bicchiere d'acqua, e il beneficio sarà immediato.

Prendi l'abitudine di bere piccoli sorsi d'acqua a tutte le ore: il tuo cervello sarà costantemente idratato e nutrito e le tue funzioni cerebrali sempre al pieno delle proprie potenzialità!

SEGRETO n. 2: ciò di cui ci nutriamo agisce e interagisce con il nostro corpo, l'alimentazione naturenergetica si basa su alimenti in grado di contribuire al buon funzionamento dell'intero organismo.

È entusiasmante sapere come ciò di cui ci nutriamo agisce e interagisce con il nostro corpo e con tutte le sue funzioni, perché ci rendiamo conto di come noi stessi diventiamo partecipi e in grado di interagire con l'intero sistema che ci permette di vivere.

Sicuramente a qualcuno sarà capitato, da piccolo, di vedere *Siamo fatti così*, il cartone animato ambientato proprio nel corpo umano, territorio abitato da un sacco di esserini viventi, ognuno dei quali con delle caratteristiche specifiche che rappresentano il funzionamento di ogni singola particella che realmente costituisce il nostro organismo. La guida di questa variegata popolazione è un vecchio saggio che, accompagnato dalla sua équipe, ha il compito di far sì che tutte le attività si svolgano correttamente; ovviamente il maestro e la sua équipe rappresentano il cervello.

La consapevolezza alimentare si sviluppa dalla capacità di comprendere il nostro corpo e interagire proprio con il "vecchio saggio" che risiede in noi, e fornirgli tutto il necessario affinché i meccanismi e gli ingranaggi che costituiscono la base essenziale della nostra salute e della nostra stessa vita funzionino in modo ottimale.

L'alimentazione naturenergetica è quindi un'abitudine alimentare nata dalla necessità di migliorare la qualità della vita, come indica anche il nome: *naturenergetico* significa alimentazione basata sul consumo di alimenti naturali e allo stesso tempo capaci di rifornire il nostro corpo di energia.

Per alimenti naturali si intende un importante consumo di semi, frutta e verdura (meglio se di origine biologica e integrale) tisane e tè.

Verdura e frutta sono ricche di antiossidanti, questo le rende efficaci nell'inibizione delle *nitrosammine*, sostanze per la maggior parte cancerogene che si trovano sotto forma di additivi, i quali vengono utilizzati per prolungare la conservazione e talvolta migliorare l'aspetto di alimenti consumati in larga scala come insaccati, prosciutti, carne in scatola, conserve.

I semi sono ricchi di tutte quelle sostanze necessarie e indispensabili al corretto funzionamento del nostro organismo, come proteine, vitamine, sali minerali e carboidrati, tutte sostanze che se assunte regolarmente e in giusta quantità rendono maggiormente performante il nostro corpo, grazie proprio al "carburante" di alta qualità che gli forniscono.

In questo tipo di alimentazione rivestono un ruolo fondamentale tisane e tè verde che contribuiscono al buon funzionamento dell'intero organismo grazie alle loro capacità di ripulirlo, eliminando i grassi in eccesso a scopo energetico, ma anche rimuovendone gli accumuli dalle arterie.

Inoltre migliorano le funzioni cognitive, riducono gli effetti del fumo e depurano il corpo da scorie e tossine; ma le proprietà di queste sostanze sono talmente vaste che è giusto dedicargli uno spazio tutto loro che approfondiremo nelle prossime pagine, scopriremo così come siano in grado di migliorare la funzione meccanica di ogni componente del nostro organismo.

SEGRETO n. 3: l'alimentazione naturenergetica è uno schema alimentare versatile, porta beneficio agli onnivori che la integrano nelle proprie abitudini alimentari e dona ai vegetariani una nutrizione completa.

L'alimentazione naturenergetica si basa sul principio secondo il quale alimentandoci stiamo nutrendo noi stessi, il nostro corpo e il nostro essere, e non stiamo semplicemente alimentando il corpo in modo passivo per la necessità del momento o per il solo gusto di mangiare, dettato dalla gola.

Questo concetto pone le basi del benessere fisico, ma anche la nostra anima ne giova perché il cibo che diamo al corpo si trasforma in energia e l'energia è il nutrimento dell'anima, ecco perché la qualità del cibo che forniamo al nostro corpo incide anche sulla nostra vitalità e sul nostro buon umore, ed ecco perché l'alimentazione naturenergetica deve essere un'alimentazione totalmente naturale e allo stesso tempo completa ed energizzante, in grado di migliorare la qualità della vita di ognuno di noi.

L'alimentazione naturenergetica è applicabile a ogni tipo di abitudine alimentare, particolarmente utile per l'onnivoro irremovibile, in quanto si pone come integrazione naturale in grado di eliminare tutti gli eccessi dovuti all'assunzione dei grassi saturi.

Inoltre, fornisce tutti gli elementi necessari all'equilibrio dell'organismo sia per il vegetariano che per il vegano.

L'alimentazione naturenergetica è uno schema alimentare che si regge su sè stesso, non necessita di integrazione di componenti aggiuntivi in quanto ricca di tutte quelle sostanze necessarie al buon funzionamento del corpo umano quali vitamine, proteine, carboidrati, sali minerali, aminoacidi, grassi essenziali, fibre.

Lo scopo primario è quello di portare benessere a chiunque ne prenda spunto e faccia della propria nutrizione una sana e consapevole abitudine, ponendo l'attenzione sul legame che si instaura con quello che mettiamo nel piatto, così da essere in grado di fare le migliori scelte per noi stessi nel momento in cui ci rechiamo al supermercato o al negozio di alimentari vicino casa.

Ogni pasto è il momento in cui nutriamo noi stessi, il nostro corpo e il nostro essere, un atto di amor proprio e un rituale con il quale ci dedichiamo al nostro benessere.

SEGRETO n. 4: attraverso la consapevolezza alimentare si migliorano le prestazioni dell'organismo.

Abbiamo scoperto che idratare costantemente il nostro cervello è un primo passo per raggiungere la consapevolezza alimentare, che oltre alla conoscenza di ciò che mangiamo comprende anche la capacità di scegliere tra ciò che il mercato ci propone. Se siamo consapevoli degli effetti che quello di cui ci nutriamo ha sul nostro organismo e sul suo funzionamento, abbiamo la capacità di autoregolarci e, se lo si vuole, di riuscire a bilanciare in modo corretto ciò che forniamo al nostro organismo.

Quando da profano ho intrapreso questo percorso alimentare ho iniziato a trarne dei benefici, ma fondamentalmente non ne conoscevo appieno le potenzialità e non avevo ancora molte conoscenze. Avevo delle nozioni molto basilari, sapevo ad esempio che mangiare i semi fa bene perché sono ricchi di fibre e proteine, che le tisane purificano e che il consumo di grassi essenziali (insaturi) è preferibile al consumo di grassi saturi, però era una conoscenza "disordinata".

Dal momento in cui a questo benessere "disordinato" ho affiancato una giusta consapevolezza di come le sostanze contenute nel cibo vadano ad agire sul nostro organismo, ho trasformato quella che si era presentata come una miglior condizione fisica in condizione fisica ottimale.

Uno dei primi benefici che ho riscontrato con l'alimentazione naturenergetica è stata una migliore qualità del sonno, e ho iniziato a dormire meno ore. Adesso dormo in media 5 ore per notte e il giorno sono energico e in perfetta forma fisica.

Ecco perché è importante sapere quali sono le sostanze utili e indispensabili al nostro organismo, nonché dove e come reperirle per mantenere ottimale la condizione di questa macchina perfetta che è il corpo umano e che, se ben trattato, ci ricambia con uno stato di benessere fisico e mentale.

Per un funzionamento ottimale abbiamo bisogno di:

- mantenere pulito il nostro organismo, aiutandolo a depurarsi;
- mantenere la struttura ben salda, cosicché il corpo possa resistere allo stress "meccanico" a cui è sottoposto costantemente durante le nostre attività quotidiane, e alla costante attività dell'organismo;
- rendere maggiormente reattivi il nostro corpo e il nostro organismo, così da rendere più performante e soddisfacente la nostra vita quotidiana.

"Prendendoti cura della tua mente e delle tue finanze non tralasciare di curare il corpo, la mente ti ringrazierà e di conseguenza le tue finanze inizieranno a prosperare."

SEGRETO n. 5: l'alimentazione naturenergetica è una visione pratica del nostro organismo, questo ci consente di avere in

mano gli strumenti per decidere del nostro benessere.

Perché l'alimentazione naturenergetica è in grado di migliorare la nostra vita?

Come accennato in precedenza, questo tipo di alimentazione è completa ed efficace nel fornire al nostro corpo tutti i principi attivi capaci di stimolare ogni tipo di attività dell'organismo, da quelle metaboliche, passando per il rinforzamento del sistema immunitario, fino alla produzione di sostanze come la *serotonina,* che è in grado di donarci il buon umore, o la *melatonina*, che contribuisce alla regolarizzazione del ritmo circadiano ed è quindi complice di un sonno di miglior qualità.

Caratteristica molto importante dell'alimentazione naturenergetica è quella di aiutare il nostro organismo a depurarsi dall'accumulo di metalli pesanti dovuti alle polveri sottili, problema che purtroppo si ripropone sempre più costantemente prendendo di mira le nostre città.

Ma evitare i metalli pesanti è pressoché impossibile, visto che oltre a trovarsi nell'aria che respiriamo a causa dello smog li troviamo negli alimenti, nell'acqua che beviamo, nei prodotti di igiene personale ecc. Ecco perché è importante cercare di prendere provvedimenti, per quanto questo sia possibile.

L'alimentazione naturenergetica è una visione pratica del nostro organismo, e questo ci consente di avere in mano gli strumenti per decidere del nostro benessere e saper quindi distinguere tra prodotti realmente nutrienti e salutari e "cibi spazzatura" proposti sul mercato come alimenti di buona qualità.

L'alimentazione naturenergetica è una buona abitudine, uno stile di vita capace di donare al nostro corpo le giuste sostanze secondo il nostro profilo di pensiero e di azione, e questo ci permette anche di abbassare il livello di stress.

Il più grande dei benefici di questo tipo di alimentazione è una maggiore reattività fisica data da un'abitudine alimentare totalmente o prevalentemente vegetariana, dove il consumo di grassi saturi, se lo si vuole, rappresenta un'eccezione e non una regola, così come il consumo di dolci e zuccheri raffinati contenuti in bevande e cibi confezionati.

Il consumo di cannella, tè verde, zenzero e alcuni tipi di semi risulta fondamentale per chi assimila regolarmente grassi saturi e zuccheri raffinati, in quanto questi alimenti hanno la capacità di sciogliere i depositi di grassi nelle arterie, regolare il colesterolo riducendo quello cattivo, ridurre l'assorbimento di zuccheri e via dicendo.

Il regolare consumo di frutta e verdura ha una vera e propria funzione "meccanica" sul nostro corpo, poiché le loro proprietà contribuiscono alla prevenzione di malattie cardiovascolari.

Molteplici studi lo confermano e la stessa Organizzazione Mondiale delle Sanità sostiene che ognuno di noi dovrebbe mangiare circa 600 grammi al giorno tra frutta e verdura. Questo inciderebbe in modo notevole sulla salute delle persone e addirittura sulla stessa vita, prevenendo migliaia di decessi legati all'insorgere di malattie cardiovascolari.

L'alimentazione naturenergetica fa bene alla vita sessuale? Beh!

Come già ampiamente accennato questo tipo di abitudine alimentare rende più performante e resistente il nostro fisico, e come sostiene anche la già citata Organizzazione Mondiale della Sanità, mangiare frutta e verdura in abbondanza ha un effetto benefico sul sistema cardiovascolare.

Alcuni alimenti di origine vegetale sono considerati "afrodisiaci", in parole povere sono vasodilatatori che permettono proprio una migliore circolazione sanguigna, e i maschietti sanno quanto questo sia importante!

Il più famoso fra tutti è sicuramente il peperoncino, ma ce ne sono molti altri come il ginger (noto in Italia come zenzero), una radice a cui personalmente non potrei mai rinunciare.

Poi ci sono le carote, benefiche per la produzione di ormoni, zucca e semi di zucca che, ricchi di zinco, aiutano nella prevenzione dei problemi alla prostata.

Ovviamente non stiamo parlando di prodotti miracolosi in grado di guarire da patologie, ma "semplicemente" di alimenti sani e ricchi di nutrienti essenziali per il nostro organismo che se assunti regolarmente ci donano salute e benessere, gli stessi nutrienti che se vengono a mancare a causa di un'alimentazione sbagliata portano inevitabilmente a malfunzionamenti legati alla loro assenza o scarsità.

L'alimentazione naturenergetica è consapevolezza alimentare e tutto questo significa migliore reattività, più resistenza fisica e maggior senso di vitalità e benessere.

SEGRETO n. 6: masticare di qualità è alla base di una buona nutrizione.

Mangiare è una questione di qualità non solo per quello di cui ci nutriamo ma anche per come lo facciamo, perché mangiare non è una questione di quantità ma di qualità. Vediamo quali sono i benefici della buona abitudine di farlo in modo corretto, cioè masticando tanto e lentamente.

Il cibo ben masticato rende più facilmente assimilabili le sostanze nutrienti, e ci consente così di ricevere maggiori benefici legati a ciò che mangiamo.

La buona digestione inizia proprio dalla bocca, e masticando bene e a lungo, finché il boccone non si è trasformato in un composto ben amalgamato, alleggerisce il lavoro dello stomaco favorendo la digestione; questo perché la saliva contiene gli enzimi necessari nella prima fase digestiva, e il passaggio del cibo nell'esofago risulta più facile.

Gli enzimi utili nella prima fase della digestione contribuiscono inoltre a eliminare i batteri che favoriscono l'insorgere delle carie.

Se mastichiamo lentamente capiamo quando siamo realmente sazi, viceversa mangiare e masticare velocemente potrebbe metterci nella condizione di avere degli attacchi di fame anche poco dopo aver pasteggiato.

Masticare velocemente aumenta le possibilità di riflusso gastrico. Infine, ma non per ultimo, masticare lentamente ci permette di assaporare il gusto di tutto ciò che mangiamo, questo ci consente di vivere l'esperienza dell'alimentazione come un vero e proprio piacere.

Come abbiamo ormai assodato, l'alimentazione naturenergetica mette in risalto la cura del proprio essere ponendo il focus su quello di cui ci nutriamo come fonte di benessere.

Masticare lentamente dedicando il giusto tempo a questa pratica ci permette di valorizzare tutto ciò, riportando così l'attenzione sul giusto tempo da dedicare a noi stessi, a maggior ragione in quest'era dove tutto scorre velocemente, al punto tale da tralasciare a volte ciò di cui realmente abbiamo bisogno a favore di un continuo "fare e strafare".

Quando ti siedi a tavola fallo con piacere, consapevole che ti stai prendendo cura di te stesso. Dedica a te stesso il tempo che meriti per stare bene ed essere felice, è un modo importante di prendere (o riprendere) in mano la propria vita.

RIEPILOGO DEL CAPITOLO 1:

- SEGRETO n. 1: bere un bicchiere d'acqua abbassa il livello di stress quando siamo sotto pressione, momenti in cui il nostro organismo ne disperde proprio una maggior quantità.

- SEGRETO n. 2: ciò di cui ci nutriamo agisce e interagisce con il nostro corpo, l'alimentazione naturenergetica si basa su alimenti in grado di contribuire al buon funzionamento dell'intero organismo.

- SEGRETO n. 3: l'alimentazione naturenergetica è uno schema alimentare versatile, porta beneficio agli onnivori che la integrano nelle proprie abitudini alimentari e dona ai vegetariani una nutrizione completa.

- SEGRETO n. 4: attraverso la consapevolezza alimentare si migliorano le prestazioni dell'organismo.

- SEGRETO n. 5: l'alimentazione naturenergetica è una visione pratica del nostro organismo, questo ci consente di avere in mano gli strumenti per decidere del nostro benessere.

- SEGRETO n. 6: masticare di qualità è alla base di una buona nutrizione.

Capitolo 2:
Come mantenere in equilibrio l'organismo

Per mantenere in equilibrio il nostro corpo è importante bere, così da poterlo aiutare nell'espulsione delle tossine che, anche quando dormiamo, vengono prodotte dal cervello per ripulirsi.

Durante qualsiasi attività indispensabile per la vita il nostro corpo produce materiale di scarto, anche nello stesso processo di trasformazione di cibo e ossigeno in energia.

SEGRETO n. 1: bisogna depurare l'organismo dal materiale di scarto che il corpo produce nel processo di trasformazione di cibo e ossigeno in energia.

Questo materiale di scarto, che di fatto sono scorie acide, viene eliminato attraverso le urine, le feci, il sudore e anche la respirazione, e viene per lo più trasportato dal sangue verso gli organi secretori.

Il sangue, che è leggermente alcalino, è in grado di neutralizzare quantità limitate di scorie acide, per questo è importante fornire al nostro organismo elementi alcalinizzanti come potassio, magnesio e calcio che lo aiutino nel processo di neutralizzazione di questi residui acidi, così da mantenere l'equilibrio del pH dell'organismo stesso.

Il rischio di un malfunzionamento di questo processo è quello di un accumulo di scorie acide in alcuni tessuti, che danno vita all'acidosi e di conseguenza possono far insorgere diversi sintomi e a seconda della gravità anche vere e proprie patologie.

Ci sono svariati metodi per interagire con il nostro organismo e aiutarlo nel compito della depurazione; primo tra tutti possiamo citare il "talchi", bevanda totalmente naturale che, se bevuta la mattina, oltre a depurare l'organismo dona energia.

Sicuramente avrai sentito dire di quanto fa bene bere acqua tiepida e limone appena alzati. Bene, il talchi è la classica acqua e limone, ma con l'aggiunta di semi di chia.

Infatti il nome "TA.L.CHI" è l'acronimo di Tiepida Acqua+Limone+Chia.

Questa bevanda oltre che essere depurativa è anche energizzante, ed è quindi un ottimo elisir per iniziare la giornata; vediamo perché.

Acqua tiepida: il corpo durante la notte si ripulisce dalle tossine, ma per stare in salute le tossine, oltre a essere rimosse, devono essere eliminate per evitare che restino in circolo, ed è qui che entra in gioco l'acqua calda che, rilassando l'apparato digerente, ne facilita l'espulsione. Ripulendo l'intestino lo mettiamo nella condizione di assorbire meglio i nutrienti del cibo.

L'acqua tiepida, inoltre, stimola la tiroide e questo la rende un ottimo alleato nella perdita del peso visto che la tiroide è la ghiandola che regola il metabolismo. Ovviamente chi già si trova al suo peso forma non dimagrirà ulteriormente, ma avrà un metabolismo più efficiente e si sentirà più energetico.

Il fatto di espellere tossine porta altri benefici a catena, ad esempio il miglioramento della circolazione e una pelle più elastica.

Limone: ricco di potassio, è uno degli alimenti più alcalini e quindi utili per mantenere l'equilibrio della nostra salute.

Il potassio svolge un'attività fondamentale per il funzionamento dell'intero organismo, regolando il battito del cuore e riducendo la pressione arteriosa.

Essendo un minerale alcalinizzante regola il pH delle cellule, questo vuol dire che in caso di sovraccarico di scorie metaboliche acide, che si formano durante il naturale processo di metabolizzazione di cibo e ossigeno in energia, il potassio è in grado di intervenire nella loro neutralizzazione e nello smaltimento.

Il limone, oltre che essere depurativo grazie all'elevato quantitativo di potassio contenuto, è anche antiossidante in quanto ricco di vitamina C, nota sia per le sue proprietà antiossidanti che per la capacità di favorire l'assorbimento di ferro, caratteristica che rende il limone perfetto per la simbiosi con i semi di chia, terzo e ultimo componente di questa purificante ed energizzante bibita, poiché questi minuscoli semi sono particolarmente ricchi di ferro.

Semi di chia: il significato del loro nome è "semi della forza". Questi piccoli semi contengono quasi il triplo del ferro contenuto negli spinaci (su 100g di prodotto ne troviamo 2,7 mg negli spinaci e 7,7 mg nei semi di chia) e cinque volte più calcio di quello contenuto nel latte (su 100g di prodotto troviamo 125 mg di calcio nel latte e 631 mg di calcio nei semi di chia).

Grazie a un vero e proprio gel che formano nell'intestino riducono il tempo di transito intestinale del cibo, così da contrastare la sindrome del colon irritabile; inoltre questo gel raccoglie le tossine e i residui vari che vengono poi eliminati con le feci.

La dose di semi di chia consigliata non deve superare i 25 g giornalieri essendo un alimento estremamente ricco di sostanze nutrienti, per cui iniziando la giornata con due cucchiaini di semi di chia fornirai elementi fondamentali al buon funzionamento del tuo organismo, ma senza incorrere nel rischio di eccedere.

"Ci sono cose che vanno fatte ogni giorno.

Mangiare sette mele la domenica sera anzichè una al giorno

semplicemente non produrrà l'effetto desiderato." Jim Rohn

Adesso sei pronto per prendere una bella tazza, riempirla d'acqua e metterla a scaldare sul fuoco.

Nel frattempo spremi un limone e versane il succo nella tazza.

Quando l'acqua è tiepida, ma non troppo calda – per evitare di disperdere la vitamina C che è termolabile –, versala nella tazza insieme al limone e aggiungi due cucchiaini di semi di chia.

Aspetta un paio di minuti: vedrai i semini addensarsi, a questo punto il nostro elisir di benessere è pronto per essere bevuto.

Dopodiché aspetta venti minuti prima di fare colazione, così da ottenere i benefici derivanti dalla depurazione e dall'aver reso l'intero apparato intestinale pronto per assorbire al meglio ogni elemento nutriente e iniziare al meglio la giornata, con vitalità ed energia!

Tè verde: è un antiossidante potentissimo, essendo ricco di polifenoli che hanno un'azione ancora più potente delle vitamine

C ed E.

La parola *antiossidante*, comunemente associata alla prevenzione dell'invecchiamento, significa che neutralizza l'azione dei radicali liberi, che sono sostanze tossiche di scarto prodotte dal metabolismo dell'ossigeno, in grado di distruggere le cellule.

Il tè verde ha inoltre la capacità di ridurre i livelli del colesterolo LDL, meglio noto come "colesterolo cattivo", e abbassando il livello dei trigliceridi svolge un'azione protettiva sul cuore, prevenendo l'insorgere di malattie cardiovascolari.

Inoltre, il tè verde contrasta gli effetti del fumo grazie alle sue potenti proprietà antiossidanti.

Riduce l'assorbimento degli zuccheri e favorisce la mobilitazione dei grassi localizzati e la loro eliminazione a scopo energetico, questo lo rende un elemento utile al dimagrimento se associato a una corretta dieta accompagnata da attività fisica.

Migliora la pressione e la circolazione: questo aiuta a ridurre il rischio di ictus.

Aloe vera: pianta dalle infinite proprietà, oggi viene utilizzata sia in ambito cosmetico che per il benessere della salute, ma le sue infinite proprietà sono ben note sin dai tempi antichi. Principalmente, il gel estratto dalle sue foglie viene utilizzato per fare un succo da bere, che contribuisce a depurare l'organismo.

Fare in casa questo succo richiede particolare attenzione, motivo per cui è l'unico prodotto che acquisto già pronto, e ne bevo un bicchiere prima di cena.

L'*acemannano*, che è il principio attivo in essa contenuto, stimola la produzione di globuli bianchi, rendendo l'aloe un ottimo rimedio per stimolare il sistema immunitario. È inoltre antinfiammatoria e rimineralizzante. Insomma, le proprietà di questa pianta sono talmente tante che risulterebbe accademico elencarle tutte, motivo per cui ti consiglio di passare all'azione e provarne direttamente i benefici.

SEGRETO n. 2: l'acqua interviene in modo benefico sulla nostra salute.

Bere acqua è un'azione naturale, la più importante.

Un'azione che in questi tempi moderni, guidati dai mercati finanziari e dalle industrie piuttosto che dalle reali esigenze del vivere sano, viene spesso sottovalutata; ci sono persone che addirittura la evitano, ma bere acqua è indispensabile per il corretto funzionamento del nostro organismo.

Il nostro corpo è costituito da una grande percentuale d'acqua, per il 79% nel primo anno di vita mentre in età adulta si varia da un minimo del 45% fino al 65% a seconda della corporatura, più si è grassi e minore è la percentuale d'acqua nel corpo.

Come spiega Walter Lubeck nel suo volume *Il grande libro della guarigione reiki*, l'acqua del nostro corpo è come quella di uno stagno che deve essere rinnovata continuamente per non farla diventare paludosa, e per farlo non possiamo utilizzare della birra o del limo, inoltre il nostro corpo non ne possiede riserve e ne disperde, quindi è necessario rifornirne sempre di nuova.

Oltre che essere fonte di vita svolge funzioni fondamentali per il regolare funzionamento del nostro organismo.
L'acqua fa lavorare di meno i reni e aiuta nella depurazione del

sangue.

Regola la temperatura del corpo e agisce da lubrificante per muscoli e articolazioni oltre che regolare la pressione arteriosa, mantenendo così il buon funzionamento dell'apparato cardiovascolare.

Il nostro cervello è costituito in gran parte da acqua, per circa il 78%, e quando siamo disidratati si restringe ed è costretto a lavorare di più, rendendoci difficoltosa la concentrazione e aumentando stanchezza e irritabilità.

Quindi l'acqua è un elemento indispensabile per il buon funzionamento dell'intero organismo e non "solo" per mantenere una buona elasticità della pelle, per migliorare la digestione, combattere la stitichezza o perdere peso.

L'acqua costituisce l'elemento principale della maggior parte delle cellule dell'organismo e bere 2 litri di acqua al giorno è importante per mantenere la qualità ottimale della nostra vita.

SEGRETO n. 3: tisana zenzero e cannella, un mix capace di

depurare l'organismo ma anche di stimolare il sistema immunitario e migliorare la memoria.

Zenzero e cannella, ecco una tisana in grado di "resuscitare i morti"!

Dall'odore intenso, il gusto piccantino e il retrogusto leggermente dolce, questo infuso, se bevuto regolarmente, porta notevoli benefici alla nostra salute.

Sulla base della tisana allo zenzero thailandese ho aggiunto la cannella, accoppiando così due ingredienti che per modalità di preparazione combaciano perfettamente.

Quello che vorrei però sottolineare è che non c'è una tisana, un infuso o una determinata combinazione di alimenti universale, ma che in base alle proprie esigenze e con le giuste conoscenze ognuno può mettere a punto ciò che più si addice al proprio stato di salute, in perfetta autonomia e piena consapevolezza, come da principio cardine dell'alimentazione naturenergetica.

Vediamo le caratteristiche dello zenzero (in inglese *ginger*, e spesso anche al supermercato lo troverete con questo nome), radice originaria dell'Estremo Oriente, e della cannella, spezia originaria dello Sri Lanka che siamo abituati a utilizzare principalmente nella preparazione di dolci.

È importante avere presente quali sono le proprietà di ciascuno degli ingredienti per capire quali sono le loro potenzialità una volta uniti assieme, ma la vera comprensione arriverà dalla pratica.

Lo zenzero: rilassa i muscoli gastrointestinali così da migliorare la digestione.

Grazie alle sue proprietà riscaldanti migliora la circolazione del sangue e di conseguenza il trasporto di ossigeno e sostanze nutrienti alle cellule.

Stimola il metabolismo accelerando così il consumo di grassi accumulati in eccesso, e depura l'organismo da scorie e tossine.

Scioglie i depositi di grasso nelle arterie e rafforza il sistema cardiovascolare. Contiene dei composti che inibiscono la produzione di citochine, messaggeri chimici secreti dal sistema immunitario che inducono i processi infiammatori. Stimola il sistema immunitario. Allevia la nausea.

Consiglio per lei: lo zenzero è un buon rimedio contro i dolori mestruali.

Consiglio per lui: lo zenzero è un vasodilatatore naturale, l'assunzione regolare di zenzero migliora la vita sessuale?

Lascio all'esperienza di ognuno la risposta a questa domanda, io la mia risposta l'ho trovata nel costante utilizzo di questa meravigliosa radice!

Un consiglio che mi sento di dare è di utilizzare zenzero biologico di provenienza sicura e al riparo quindi dall'utilizzo di pesticidi in grandi quantità.

Alcune proprietà della cannella: si tratta di un antibiotico naturale, che agisce anche nei confronti dei funghi, come la candida.

Previene il diabete e può ridurre la glicemia nel diabete di tipo 2 con un consumo giornaliero di 6 grammi (fonte: American Diabetes Association: http://bit.ly/1lfLu4H).

Antiossidante, migliora la memoria e le funzioni cognitive.

Secondo alcuni studi protegge dall'Alzheimer (fonte: JAD – Journal of Alzheimer's Disease: http://bit.ly/2BRm2wS).

Stimola il metabolismo e brucia i grassi.

Mantiene in buona salute l'apparato gastrointestinale.

Ecco il procedimento per preparare la tisana.

Prendiamo una stecchetta di cannella e rompiamola a pezzetti.

Dalla nostra radice di zenzero dobbiamo invece ricavare 5 fettine di 2/3 millimetri di spessore l'una, ma prima dobbiamo ripulire dalla buccia la parte di radice che ci serve.

Essendo una sorta di pellicina basterà grattare con un coltello per evitare di portare via sostanza preziosa.

La cannella ha bisogno di più tempo in ebollizione per poterne estrarre tutte le sostanze benefiche, servono infatti 10 minuti per la cannella e 5 minuti per lo zenzero.

Quindi procediamo così: quando la nostra tazza d'acqua inizia a bollire abbassiamo la fiamma al minimo e immergiamoci i nostri pezzetti di cannella per 5 minuti, passati i primi 5 minuti aggiungiamo anche lo zenzero per altri 5. Alla fine dei 10 minuti di ebollizione a fiamma bassissima possiamo spegnere, filtrare la nostra tisana e addolcirla con uno o due cucchiaini di miele.

A questo punto siamo pronti per gustarci questo meraviglioso elisir di buona salute!

SEGRETO n. 4: possiamo depurarci dai metalli pesanti grazie alla proprietà chelante dell'aglio.

Alle sue spalle ha una storia importante e affascinante e nonostante tutti sappiano, chi più chi meno, che fa molto bene alla salute, probabilmente non ci rendiamo conto della fortuna di poterlo usare e di trovarlo comunemente al supermercato.

Originario dell'Asia, l'aglio aveva la fama di garantire una vita quasi eterna e in India è sempre stato associato alla medicina, mentre gli antichi Egizi lo davano agli schiavi per aumentarne la resistenza fisica.

Ne furono ritrovati resti anche nella tomba del faraone Tutankhamon.

In Grecia Ippocrate, padre della medicina moderna, ne fece largo uso durante i suoi studi, ma veniva anche fornito agli atleti per migliorare le loro prestazioni e ai militari per aumentarne la resistenza in battaglia.

Gli antichi romani, che ne fecero una pianta sacra a Marte, il dio della guerra, lo davano ai soldati contro il contagio di malattie pericolose, erano infatti già riconosciute le sue proprietà di protezione nei confronti di infezioni e tossine oltre che di pulizia delle arterie.

Nel 1918 durante la "spagnola", un'influenza che fece milioni di morti, fu usato per arginare il contagio.

L'aglio ha soprattutto un'efficace azione chelante, cioè contrasta l'accumulo dei metalli pesanti che si insinuano nell'organismo attraverso l'aria che respiriamo, piena delle polveri sottili di cui purtroppo sempre più spesso sentiamo parlare. Metalli pesanti che possiamo trovare anche in alcuni cibi, nei prodotti di igiene personale e nei cosmetici, nei medicinali e nell'acqua, praticamente ovunque!
Essendo ricco di zolfo, l'aglio è in grado di ossidare il mercurio, il

cadmio e il piombo rendendoli più facilmente solubili in acqua e quindi più facili da espellere per l'organismo.

Inoltre contiene il selenio bioattivo, la miglior forma di selenio disponibile, poiché questo minerale protegge dalla tossicità del mercurio.

Perché l'aglio abbia la sua efficacia deve essere assunto in modo costante e preferibilmente crudo, io ne mangio uno spicchio tutte le sere.

Ovviamente il sapore dell'aglio crudo è molto forte, ma se consumato con alimenti succosi come insalata, pomodoro o carote tagliate alla julienne viene molto smorzato.

Per eliminare poi il problema dell'alito pesante il metodo più efficace è quello di ingerire un paio di cucchiaini di limone; anche il prezzemolo si presta alla causa ma se ne dovrebbe mangiare una bella manciata, mentre il limone è più efficace.

In alternativa in commercio ci sono pillole all'estratto d'aglio, io personalmente preferisco il prodotto così come ci viene fornito dalla terra, ma ovviamente non tutti sono disposti ad affrontarne il sapore forte.

Ecco alcune ulteriori proprietà benefiche dell'aglio: è l'antibiotico naturale per eccellenza, rafforza le difese immunitarie ed è in grado di aggredire virus, batteri e funghi. Diminuisce i trigliceridi nel sangue. Aiuta a diminuire il colesterolo cattivo e ad aumentare il colesterolo buono. Regola la pressione sanguigna. È antiossidante.

SEGRETO n. 5: è fondamentale prenderci cura del nostro intestino, considerato il nostro "secondo cervello", per mantenere in salute l'intero organismo.

Sapevi che uno dei nostri organi, al quale precedentemente era attribuita prettamente una peculiarità funzionale, è stato rivalutato fino a essere considerato il nostro "secondo cervello"? Quest'organo è l'intestino ed è collegato direttamente al cervello attraverso il nervo vago, un nervo che parte dal cranio, attraversa l'addome e termina proprio nell'intestino, motivo per cui il cervello e la fitta rete nervosa intestinale sono in grado di comunicare tra loro. Questa capacità di interscambio di informazioni ha portato a definire l'intestino con l'appellativo di "secondo cervello".

Per comprendere ciò è importante essere consapevoli che la nostra salute dipende molto dal benessere dell'intestino e sapere che la mucosa intestinale, che è la parte più interna di quest'organo, è in grado di dialogare con le cellule di tutto l'organismo e avvisarle dell'arrivo di sostanze potenzialmente dannose.

Quindi l'intestino non è solo un organo "funzionale" e sono molteplici le affermazioni a sostegno di questa tesi da parte del responsabile del dipartimento di anatomia e biologia cellulare della Columbia University, Michael D. Gershon, considerato uno dei padri della neurogastroenterologia, autore di pubblicazioni scientifiche e del libro best seller *Il secondo cervello*.

Gershon sostiene che l'intestino lavori in modo autonomo e che aiuti a fissare i ricordi legati alle emozioni: non a caso gioca un ruolo fondamentale nel segnalare gioia e dolore nonostante abbia un decimo dei neuroni del cervello, e infatti le cellule dell'intestino produrrebbero il 95% della serotonina, l'ormone responsabile del buon umore, noto anche come "ormone della felicità". L'intestino rilascia serotonina a seguito di stimoli esterni come l'immissione di cibo, ma anche suoni e colori, oltre che a seguito di input interni, abitudini ed emozioni.

Secondo Gershon l'intestino, attraverso il suo sistema neuronale – nella pancia si troverebbe tessuto neuronale autonomo –, invia al cervello il 90% dello scambio totale di messaggi, per lo più messaggi inconsci di cui ci accorgiamo solo quando diventano segnali di allarme che scatenano reazioni di malessere.

Il suo esempio riporta alla sensazione di "farfalle nello stomaco", quando ci troviamo in situazioni come conversazioni stressanti o esami, esempi di "emozioni della pancia".

Anche secondo le ricerche della PNEI (psico-neuro-endocrino-immunologia) primo e secondo cervello sono connessi tra loro tramite un fitto dialogo bidirezionale, questo vuol dire che il primo cervello è in grado di alterare il corretto funzionamento del secondo tramite la produzione di ormoni, enzimi, acidi e via dicendo, ma che anche il secondo cervello, cioè l'intestino, è in grado di produrre effetti negativi sul cervello cranico a seguito di disordini intestinali.

È quindi di fondamentale importanza far sì che il nostro intestino sia sempre in buona forma per mantenere in salute l'intero organismo.

SEGRETO n. 6: possiamo mantenere in salute il nostro secondo cervello grazie ai probiotici contenuti nel kefir d'acqua.

Come possiamo quindi prenderci cura del nostro intestino, sapendo che riveste un ruolo molto più importante di quello che avremmo potuto immaginare?

Sicuramente una corretta alimentazione è alla base di tutto, ma oltre questo c'è un'arma in più che possiamo utilizzare per mantenere il corretto equilibrio e quindi il buon funzionamento del nostro secondo cervello, e quest'arma si chiama *probiotico*.

Definiti da FAO e OMS come "organismi vivi che somministrati in quantità adeguata apportano un beneficio alla salute dell'ospite", i probiotici sono microrganismi viventi già presenti nella flora batterica intestinale, che possono essere reintegrati per riequilibrarla o mantenerla in equilibrio.

Come ottimo alleato per questa nobile causa abbiamo il *kefir d'acqua*, una sostanza a base di fermenti.

È importante sottolineare che ci sono due tipi di kefir: il kefir di latte, prodotto derivante dai fermenti lattici, e il kefir d'acqua su cui punterò il focus, perché è quello che utilizzo e quindi posso parlarne per esperienza diretta.

Il kefir d'acqua è una bevanda probiotica leggermente frizzante di origine caucasica, è il prodotto della fermentazione dei grani di kefir secondo un semplice processo casereccio che si tramanda di generazione in generazione, derivato dalla saggezza popolare e considerato un vero elisir di lunga vita.

Questa bevanda contiene ceppi di lieviti e batteri benefici, stiamo parlando di 10/15 specie di fermenti vivi, e oltre a essere dissetante e un vero toccasana per il nostro intestino, è anche ricca di sali minerali.

Una storia che voglio condividere è quella di mia madre che soffriva di *helicobacter*, un batterio che se si manifesta è molto invadente, e per svariati mesi l'ho vista soffrire di costanti dolori di stomaco e urti di vomito.

Mia madre oltre che soffrire di helicobacter è anche allergica alla penicillina e questo le impediva di curarsi con la classica terapia antibiotica che le avrebbe potuto proporre il medico, essendo un antibiotico proprio a base di penicillina.

Dopo aver trovato una cura medica alternativa la situazione è migliorata, ma ogni volta che, come da prescrizione medica, la cura veniva messa in pausa, i sintomi dell'helicobacter si ripresentavano puntuali, quindi ci trovavamo di fronte a 20 giorni di cura e quiete alternati a 10 giorni di pausa dalla cura con il solito tormento, ogni giorno forti dolori di stomaco e urti di vomito.

Il kefir d'acqua è stato per mia madre il definitivo rimedio per guarire dall'helicobacter.

Gli effetti benefici di questa sostanza si sono rivelati un vero e proprio miracolo, la definitiva via d'uscita da un interminabile tunnel di sofferenze.

Ovviamente il risultato non è stato immediato, c'è voluto un po' di tempo – qualche mese –, ma la costanza ha dato i suoi frutti e i sintomi dovuti a questo batterio sono completamente spariti.
La quantità consigliata è di un litro al giorno.

Vediamo adesso come preparare il kefir d'acqua e dove reperirlo. Immergere due cucchiai abbondanti di grani di kefir in 2 litri d'acqua dentro un vaso ermetico, o comunque sia ben richiudibile.

A questo punto versare nel vaso anche due cucchiai di zucchero di canna, meglio se integrale.

La ricetta che utilizzo io si ferma qua, semplice ed efficace, ma se vuoi puoi utilizzare frutta secca e limone per insaporire a piacimento.

Per un po' di tempo io ho aggiunto una prugna secca, 5/6 chicchi di uva sultanina (la classica uvetta passita) e mezzo limone sbucciato, se usi limone non trattato puoi metterlo con tutta la buccia.

Lascia il composto a fermentare per due giorni e una volta trascorsi togli tutta la frutta all'interno del vaso, strizza il limone e filtra il tutto in bottiglie di vetro.

Prima di ripetere la procedura per la preparazione lava i grani di kefir sotto l'acqua corrente.

Ti accorgerai che di volta in volta il loro volume aumenta, questo è sintomo di benessere oltre che di crescita della coltura, ma per due litri di acqua mantieniti costante con due, al massimo due cucchiai e mezzo, i grani in più se vorrai potrai regalarli, ma anche mangiarli o utilizzarli come fertilizzante essendo ricchi di sali minerali.

Il kefir d'acqua non è facile da reperire nei tradizionali negozi, io ho avuto la fortuna di riceverlo in regalo, ma puoi fare un po' di ricerche online e troverai molti venditori di colture; girando per i forum si trovano anche persone felici di regalare i propri grani in eccesso.

Un'alternativa è quella di acquistare grani kefir di latte, reperibili anche nei supermercati, e trasformarli in grani di kefir d'acqua.

Il passaggio deve essere graduale così da non compromettere i fermenti annidati sui grani.

Il primo giorno bisognerà mettere metà latte e metà acqua, nei giorni seguenti ridurre sempre di più il latte per aumentare gradualmente l'acqua.

In 7-8 giorni i grani di kefir dovrebbero essere schiariti fino a ottenere un aspetto gelatinoso e trasparente, questo è il momento di passare solo ad acqua e zucchero.

Dopo le prime 2/3 produzioni, che è meglio buttare, la tua nuova bevanda può essere consumata.

RIEPILOGO DEL CAPITOLO 2:

- SEGRETO n. 1: bisogna depurare l'organismo dal materiale di scarto che il corpo produce nel processo di trasformazione di cibo e ossigeno in energia.
- SEGRETO n. 2: l'acqua interviene in modo benefico sulla nostra salute.
- SEGRETO n. 3: tisana zenzero e cannella, un mix capace di depurare l'organismo ma anche di stimolare il sistema immunitario e migliorare la memoria.
- SEGRETO n. 4: possiamo depurarci dai metalli pesanti grazie alla proprietà chelante dell'aglio.
- SEGRETO n. 5: è fondamentale prenderci cura del nostro intestino, considerato il nostro "secondo cervello", per mantenere in salute l'intero organismo.
- SEGRETO n. 6: possiamo mantenere in salute il nostro secondo cervello grazie ai probiotici contenuti nel kefir d'acqua.

Capitolo 3:
Come rallentare il processo di invecchiamento

Facciamo un ulteriore passo avanti verso la consapevolezza alimentare, che è il perno principale sul quale è puntato il focus dell'alimentazione naturenergetica.

Conoscere e ingerire consapevolmente ciò di cui ci nutriamo, illuminare le "zone buie", trasformare la non conoscenza in conoscenza, perché ci sono campi in cui ci basiamo su convinzioni radicate e non del tutto veritiere che ci vengono inculcate sin da piccoli, mentre tralasciamo cose importanti proprio perché non ne conosciamo la reale importanza.

SEGRETO n. 1: l'importante non è quello che mangiamo, ma piuttosto quello che è contenuto in ciò di cui ci nutriamo.

Uno degli ambiti in cui spesso ci basiamo su ciò che ci viene inculcato, e non su ciò che dovremmo realmente sapere, è proprio l'alimentazione.

Io sono "prevalentemente vegetariano", nel senso che la mia dieta quotidiana non prevede il consumo né di carne né di pesce, ma quando qualcuno mi invita a casa sua per un boccone mangio tutto ciò che mi viene offerto per rispetto dell'ospitalità, e anche se vado al ristorante mi nutro secondo ciò che mi propone il palato: essendo situazioni sporadiche diciamo che mi godo lo stravizio (non sono una persona che tutte le settimane va fuori a mangiare).

Quando ho iniziato il mio percorso di consapevolezza alimentare ero totalmente vegetariano e lo sono stato per svariati mesi, e un quesito che mi pose un collega e amico del casinò fu: "Come puoi vivere bene e avere la forza per fare tutte le tue cose se non mangi carne"?

Il punto non è tanto ciò che mangiamo, ma piuttosto ciò che contiene quello che mangiamo.

Una sconsiderata dieta onnivora e una sconsiderata dieta

vegetariana o vegana vanno di pari passo, perché se non c'è un apporto equilibrato di tutte le sostanze necessarie al funzionamento dell'organismo il nostro intero sistema si indebolisce.

Non è un caso se oggi milioni di persone al mondo soffrono di carenze di micronutrienti come la vitamina B12, il betacarotene (che è il precursore della vitamina A), ferro, folati, iodio e zinco, tutto questo quando i micronutrienti, cioè vitamine e sali minerali, sono sostanze essenziali per il nostro organismo e per il nostro benessere.

La carenza di vitamine spesso viene equilibrata con degli integratori, che sotto consulto del medico sono giusti e necessari.

È anche importante sottolineare che spesso e volentieri, quando si ha una carenza vitaminica, questa è dovuta a una carenza alimentare, e salvo che non ci si trovi in condizioni particolari come la gravidanza, la menopausa, o che si abbiano problemi di assimilazione delle vitamine derivanti da altre problematiche, sarebbe opportuno e necessario fare una correzione delle proprie abitudini alimentari semplicemente aumentando il consumo di frutta e verdura, per avere un beneficio costante.

Ovviamente si tratta di un processo che ha bisogno del suo tempo: secondo il Dott. Michael Colgan, esperto vitaminologo, servono tre mesi per il completo ricambio delle cellule del sangue, sei mesi per molte cellule dei muscoli e degli organi e circa un anno per quelle di ossa e denti, ma per sentire i veri benefici bisogna che i nutrienti entrino a far parte della struttura corporea.

SEGRETO n. 2: le vitamine sono i "bulloni" dell'organismo e servono a tenerne ben salda l'intera struttura.

In diverse parti del mondo e in diverse epoche si era capito che c'era una carenza alimentare direttamente collegata a problemi di salute, malattie e scompensi di vario genere.

La scoperta è stata un processo lungo e continuo, partito attorno al 1500 con le prime intuizioni, passando poi per trattati, esperimenti e tentativi vari di esprimere cosa potesse mancare all'alimentazione in presenza di determinate problematiche.

Solo nel 1910 lo scienziato giapponese Umetaro Suzuki riuscì a isolare il primo complesso di vitamine, e nel 1912 il biochimico britannico Frederick Hopkins dimostrò sperimentalmente che per una crescita normale c'era necessità di "fattori accessori" oltre ai già noti carboidrati, proteine, grassi ecc.

A sua volta il biochimico polacco Kazimierz Funk, conosciuto anche come Casimir Funk, scoprì un *gruppo amminico* in grado di curare il beriberi, una malattia causata dalla scarsità di vitamina B1 che ai tempi era molto diffusa in Oriente.

Fu così che Funk coniò il termine "vitamine" che stava a significare "amine della vita".

Il termine vitamine è rimasto a indicare anche tutte quelle sostanze indispensabili per la vita, anche se non contengono gruppi aminici, scoperte negli anni successivi e che compongono l'intero elenco delle vitamine che oggi conosciamo.

Le vitamine sono sostanze appartenenti alla categoria dei micronutrienti di cui necessitiamo in piccole quantità ma quotidianamente, perché sono indispensabili per la nostra vita, per il nostro benessere e il nostro equilibrio, infatti insieme agli enzimi partecipano alle reazioni chimiche necessarie al funzionamento del nostro organismo.

Secondo il Dott. Michael Colgan dobbiamo pensare alle vitamine come a dei bulloni che permettono alle proteine, ai carboidrati e ai grassi dei nostri tessuti di funzionare in maniera coordinata: "Come la resistenza delle travi di un ponte dipende dall'azione coordinata di tutti i suoi bulloni, così le vitamine agiscono in sinergia le une con le altre, conferendo al corpo una resistenza ottimale" dice infatti.

Le vitamine hanno molte funzioni intervenendo su vari fronti, come ad esempio la crescita, presiedendo al corretto sviluppo di denti e ossa e di tutto il resto del corpo.

Hanno la capacità di attivare le reazioni chimiche nel processo di digestione dei cibi, che le rende essenziali per il metabolismo dei macronutrienti come carboidrati, proteine e grassi; e favoriscono l'utilizzazione dei cibi e la produzione di energia.

Oltre che sulla crescita le vitamine hanno un ruolo fondamentale sul mantenimento dell'organismo.

In primis rafforzano il sistema immunitario e questo ci rende più resistenti, ma sono in grado di agire anche sul sistema nervoso, modulando la trasmissione degli impulsi nervosi e la contrazione muscolare.

La proprietà che meglio caratterizza le vitamine è quella di essere potenti antiossidanti (soprattutto le vitamine A, C, E) avendo il potere di neutralizzare i radicali liberi, che sono sostanze tossiche prodotte dal metabolismo dell'ossigeno, in grado di distruggere le cellule.

Tutto questo ha come risultato finale quello di rallentare il processo di invecchiamento.

Se ancora non lo fai a sufficienza, credi adesso di avere qualche motivo in più per aumentare il consumo giornaliero di frutta e verdura?

La vitamina B12 in tutto questo contesto è un caso a sé stante.

Questa vitamina – a differenza delle altre che possiamo trovare negli alimenti in forma diretta o tramite precursori, come ad esempio il beta-carotene contenuto nelle carote che viene trasformato poi in vitamina A – viene prodotta da microrganismi che si trovano nel terreno e che per ovvi motivi igienici l'uomo non assimila in modo diretto, nutrendosi così di cibo non "contaminato" da questi microrganismi in grado di vivere in ambienti sporchi e che vengono distrutti dai fertilizzanti sintetici, dai pesticidi e dai prodotti di pulizia.

In sostanza la vitamina B12 viene assimilata indirettamente dall'uomo tramite gli animali che mangiano e bevono a terra e che quindi vengono usati come "veicolo". La vitamina B12 si trova nelle carni e principalmente nel fegato, nei prodotti di origine animale, quindi latticini e uova, ma anche nel pesce e in molluschi come salmone, polipo, ecc. Quindi per i vegetariani è più facile andare incontro a una carenza di vitamina B12.

Io ho ovviato al problema consumando tre uova una volta alla settimana e formaggio parmigiano due volte la settimana (circa

50g a porzione), fermo restando che non tutti siamo uguali e che lo stesso dosaggio può essere inadeguato per altre persone.

Per i vegani l'unico modo di assimilare la vitamina B12 sono gli integratori, che derivano dalle colture dei batteri utili alla generazione di questa vitamina.

A ogni modo se sei vegetariano o vegan è consigliabile mantenere sotto controllo il livello di vitamina B12 tramite analisi del sangue specifiche, e insieme al medico curante valutare se è il caso di assumere degli integratori.

SEGRETO n. 3: gli alimenti vegetali formano un vero e proprio "arcobaleno della salute" grazie alle proprietà benefiche che possiedono.

Sapevi che le proprietà benefiche degli alimenti vegetali sono date dalla loro pigmentazione, formando un vero e proprio "arcobaleno della salute"?

È risaputo che una sana alimentazione deve comprendere il consumo giornaliero di frutta e verdura di tutti e cinque i colori, per assimilare tutti i nutrienti di cui abbiamo bisogno e che derivano proprio dalla caratteristica pigmentazione.

L'OMS stima che con 600g giornalieri di frutta e verdura di tutti e cinque i colori si eviterebbero considerevolmente malattie coronariche, ictus e decessi, salvaguardando la salute e la vita stessa di milioni di persone!
Vediamo come in base al colore di ciò che mangiamo possiamo trarne beneficio.

Pigmento verde: *clorofilla*, ricca di vitamine A, B6, B9, C, ferro, calcio e magnesio.
Alimenti: spinaci, lattuga, broccoli, carciofi, asparagi, kiwi, lime ecc.
Proprietà: la clorofilla rigenera le cellule migliorando l'apporto di ossigeno, tonifica il corpo donando energia, porta ferro agli organi ed è utile per combattere le anemie.

Pigmento blu e viola: *antociani/antocianine,* ricchi di vitamine A, C, K, calcio, magnesio, ferro, potassio, manganese.
Alimenti: fichi, more, prugne, uva, melanzane, frutti di bosco,

barbabietole ecc.

Proprietà: appartenenti alla famiglia dei *flavonoidi*, gli antociani hanno importanti proprietà antiossidanti perché proteggono le cellule dall'azione dei radicali liberi, e sono utili nella prevenzione di malattie cardiovascolari e formazione di placche aterosclerotiche oltre che nella protezione del microcircolo, cioè della circolazione sanguigna di vasi capillari e venule.

Pigmento rosso: *licopene*, ricco di vitamina A e C, potassio, magnesio.

Alimenti: pomodoro, peperone rosso, anguria, fragole, melograno, peperoncino ecc.

Proprietà: il licopene è utile nella prevenzione di malattie cardiovascolari e contro il colesterolo, oltre che essere anch'esso un antiossidante di un certo spessore.

Pigmento giallo/arancione: *beta-carotene,* ricco di vitamine C, B1, B6 e ferro.

Alimenti: peperone giallo, zucca, carota, arance, mandarini, pesca, limone ecc.

Proprietà: il beta-carotene è importante per la salute degli occhi e della pelle, e a seconda delle esigenze fornisce all'organismo vitamina A stimolando le difese immunitarie.

Anche il beta-carotene ha proprietà antiossidanti e antinvecchiamento.

Pigmento bianco: *quercetina*, ricca di zolfo, magnesio, potassio, calcio.

Alimenti: aglio, cavolfiore, finocchi, funghi, mela, uva, pera ecc.

Proprietà: la quercetina, appartenente alla categoria dei flavonoidi, è importante per contrastare l'invecchiamento cellulare e risulta preziosa anche nella prevenzione di infezioni alle vie urinarie come cistite e prostatite.

Previene l'insorgere di malattie e problemi cardiovascolari, la sua azione benefica agisce anche su tessuto di ossa e polmoni, è antivirale e utile per aiutare l'organismo a ripulirsi dai metalli pesanti.

SEGRETO n. 4: sapere di cosa ci nutriamo può rivelarsi utile nel prevenire patologie presenti in larga scala, come colesterolo e diabete di tipo 2.

Questo è un breve elenco di alcuni alimenti per me irrinunciabili, che vuole essere una piccola "dimostrazione" di come ogni tipo di vegetale abbia delle caratteristiche e delle proprietà ben precise che possono incidere sul benessere di ciascuno di noi.

Prendere l'abitudine di sapere di cosa ci stiamo nutrendo e come questo interagisce con il nostro organismo è il tassello fondamentale per poterci alimentare in modo consapevole e soddisfare le nostre esigenze e caratteristiche.

Se inizierai a informarti scoprirai come aiutare il tuo corpo a prevenire disturbi che a lungo termine possono essere dati anche da un'alimentazione poco corretta, patologie presenti in larga scala come il colesterolo o il diabete di tipo 2.

Ovviamente per ottenere i benefici dal cibo di cui ci nutriamo dobbiamo essere costanti perché non esistono alimenti miracolosi, così come non esiste un solo alimento utile per un determinato scopo, e la consapevolezza alimentare ci permette proprio di avere un ampio ventaglio di scelte in base ai nostri gusti in una miriade di prodotti saporiti e nutrienti.

Broccoli: mangiandoli crudi beneficiamo al massimo delle loro proprietà, mentre cuocerli al vapore è il metodo più indicato per mangiarli cotti ed evitare di disperderne troppo i nutrienti, togliendoli dal fuoco non appena prima di iniziare a sentire il classico odore di cavolo cotto che deriva dalla dispersione dello zinco.

Questo ortaggio è l'ideale per rafforzare il sistema immunitario e inoltre ha un alto valore antiossidante.

Aiuta l'organismo a depurarsi dalle sostanze chimiche, è utile nella prevenzione dell'ictus, ed essendo ricco di *sulforano* previene la crescita delle cellule cancerogene.

Olive: riducono il colesterolo e sono utili nella prevenzione di malattie cardiovascolari, mantengono buona la circolazione sanguigna grazie al contenuto di grassi monoinsaturi (grassi buoni) che ne fanno anche un alimento dal valore nutrizionale di tutto rispetto.

Hanno un'importante proprietà antiossidante. È bene prendere olive senza aggiunta di conservanti, quindi è opportuno acquistare quelle conservate sotto sale, e il consiglio è quello di non eccedere nella consumazione e nutrirsene in quantità moderata, proprio perché conservate sotto sale.

Carote: consumarle cotte favorisce l'assorbimento di beta-carotene e, se di origine sicura, ancora meglio cotte e con la buccia.

Sono famose per le loro proprietà protettive per gli occhi proprio grazie al beta-carotene e alla vitamina A.

La presenza di *falcarinolo* ne risalta l'azione anti-cancerogena. Inoltre rinforzano le pareti dello stomaco proteggendolo e mantenendone l'equilibrio.

Rimineralizzano e rigenerano tutto il corpo.

Mele: sono un alimento energizzante e ben tollerato anche da chi soffre di diabete, e aiutano a regolare i livelli del colesterolo.

I flavonoidi donano proprietà antiossidanti e utili nella prevenzione di malattie cardiache.

Come dice la buona vecchia saggezza popolare, "una mela al giorno, toglie il medico di torno", con il massimo rispetto ovviamente per la classe medica e per l'importanza dell'operato della medicina e della ricerca.

SEGRETO n. 5: i sali minerali sono micronutrienti indispensabili per il funzionamento dell'organismo.

I sali minerali sono un altro importante gruppo di micronutrienti.

Occupano una piccola percentuale del peso corporeo, ma nonostante ciò hanno un ruolo fondamentale per il funzionamento dell'organismo.

Si dividono in due gruppi: quello dei "macroelementi", di cui fanno parte calcio, fosforo, magnesio, sodio potassio, cloro e zolfo, e quello dei "microelementi" e degli "oligoelementi" di cui fanno parte ferro, rame, zinco, fluoro, iodio, selenio, cromo, cobalto, manganese, silicio, nichel e vanadio.

I macroelementi hanno un importante ruolo nello sviluppo di ossa e denti e nel funzionamento del metabolismo oltre che nella trasmissione nervosa e nella contrazione muscolare.

I microelementi e gli oligoelementi, invece, hanno principalmente una funzione regolatrice: vediamo adesso qual è il principale funzionamento di alcuni di essi.

Calcio: agisce in combinazione con il fosforo ed è indispensabile per la composizione di ossa e denti; il suo compito principale è rivolto proprio alla loro crescita e al loro mantenimento.

È necessario al buon funzionamento dei nervi, della contrazione muscolare e alla coagulazione del sangue.

Fosforo: è indispensabile per la trasformazione dell'energia a livello cellulare, e favorisce anche lo sviluppo e la riparazione delle stesse cellule.

Maggiore è la sua concentrazione e più facilmente il nostro organismo è in grado di accumulare calcio nelle ossa.

Potassio: presente principalmente in alimenti di origine vegetale, favorisce lo scambio idro-salino a livello cellulare.

È utile nel regolare la contrazione dei muscoli e nel coordinare la trasmissione nervosa, e aiuta i reni a eliminare le tossine.

Assieme al sodio contribuisce a regolare il battito cardiaco.

Grazie a questo minerale il nostro organismo mantiene costanti i livelli di calcio e fosforo, è per questo motivo che riveste anche una funzione protettiva nei confronti delle ossa.

Sodio: regola gli scambi tra cellule e liquidi corporei, ed essendo correlato alla presenza di potassio riveste una certa importanza per la contrazione dei muscoli e nel mantenere costante il volume del sangue.

Il sodio in quantità più o meno elevate è presente praticamente ovunque, per questo è importante non eccedere e non abusare di cibi salati che possono portare a un eccesso di sodio nell'organismo.

Magnesio: essenziale per il buon funzionamento e la salute dei muscoli, del sistema nervoso e del sistema immunitario.

Il magnesio è molto importante per mantenere il corretto ritmo cardiaco.

Aiuta a fissare il calcio e quindi a rafforzare ossa e denti, inoltre intervenendo in tutti i processi metabolici contribuisce a migliorare l'apporto energetico.

Particolarmente ricchi di magnesio sono semi di zucca, mandorle, nocciole, soia, arachidi, farina e riso integrali.

Ferro: la sua funzione principale è quella di favorire la produzione di emoglobina, e questo garantisce la vitalità e la crescita sana dell'intero organismo.

Trasporta l'ossigeno attraverso il sangue, è quindi un elemento molto importante per il funzionamento del cervello dal momento che questo organo utilizza circa il 20% dell'ossigeno trasportato dal sangue, oltre che per il buon funzionamento di tutti i muscoli. Riduce la stanchezza e rafforza il sistema immunitario e ovviamente combatte l'anemia, che è una diminuzione di emoglobina nel sangue.

Zolfo: regola il livello di energia delle cellule, favorisce il tono muscolare e contribuisce a dare elasticità all'apparato scheletrico. Contribuisce a purificare e disintossicare l'organismo, ed essendo un importante componente della cheratina è un ottimo alleato per la salute di capelli, unghie e pelle.

Iodio: è l'elemento più importante per regolare il funzionamento della ghiandola tiroidea e quindi dei corretti processi metabolici del corpo, in quanto questi sono regolati dalla tiroide.
Svolge un'importante funzione di rimozione delle tossine come fluoro, piombo e mercurio. Brucia inoltre il grasso in eccesso ed è essenziale per la salute delle nostre cellule.

RIEPILOGO DEL CAPITOLO 3:

- SEGRETO n. 1: l'importante non è quello che mangiamo, ma piuttosto quello che è contenuto in ciò di cui ci nutriamo.

- SEGRETO n. 2: le vitamine sono i "bulloni" dell'organismo e servono a tenerne ben salda l'intera struttura.

- SEGRETO n. 3: gli alimenti vegetali formano un vero e proprio "arcobaleno della salute" grazie alle proprietà benefiche che possiedono.

- SEGRETO n. 4: sapere di cosa ci nutriamo può rivelarsi utile nel prevenire patologie presenti in larga scala, come colesterolo e diabete di tipo 2.

- SEGRETO n. 5: i sali minerali sono micronutrienti indispensabili per il funzionamento dell'organismo.

Capitolo 4:
Come rendere performante l'organismo

Le proteine hanno un ruolo di primaria importanza per il funzionamento dell'organismo, così come il nome stesso, che deriva dal greco, ci indica: "proteios" infatti significa "di primaria importanza".

Fanno parte dei macronutrienti e sono l'elemento che costituisce il tessuto di muscoli, ossa, sangue, pelle, unghie e capelli.

Le principali proteine strutturali sono *collagene, tubulina* e *cheratina*.

SEGRETO n. 1: le proteine sono i "mattoni" del corpo umano, ma svolgono anche importanti funzioni dinamiche quali trasporto e azionamento.

Collagene: è la proteina più importante che compone i principali tessuti dove è richiesta alta resistenza alla trazione (tendini, ossa, cornea), dei tessuti dove serve resistenza alle forze di compressione (cartilagine e dischi vertebrali) e dei tessuti dove serve elasticità (la pelle, che viene sottoposta sia a stiramenti che a contrazioni).

Tubulina: contribuisce a costruire il citoscheletro, cioè l'impalcatura delle cellule.

Cheratina: è la proteina strutturale di peli, unghie e capelli.

Per comprendere il funzionamento dell'organismo e dei suoi componenti mi è stato molto utile associarlo a qualcosa di tangibile, qualcosa di "concreto" e usuale alla nostra vista.

Questo serve per comprendere e memorizzare più facilmente gli elementi che ne costituiscono la "popolazione" e il relativo ruolo, oltre alla comprensione del perché sia importante mantenerla in equilibrio.

Così ho associato il corpo umano a un cantiere in continuo movimento, in cui ogni elemento ha un ruolo e delle funzioni ben precise.

Ecco che le proteine in questo cantiere ideale hanno più ruoli: il primo è quello indispensabile dei mattoni che costituiscono la struttura delle varie opere in costruzione, in quanto sono l'elemento strutturale predominante nei tessuti corporei.

Poi ci sono dei veri ruoli animati, come i camionisti che trasportano i materiali necessari all'attività del cantiere, i tecnici che azionano i vari macchinari, i camionisti che portano via i materiali di scarto e i guardiani.

Infatti le proteine oltre ad avere una funzione strutturale hanno anche altre funzioni molto importanti.

Alcune proteine mettono in moto i muscoli e i movimenti nelle cellule e nei tessuti, oltre che avere una funzione regolatrice (questi sarebbero i tecnici del cantiere, in grado di avviare e tenere sotto controllo i macchinari); mentre altre proteine partecipano al sistema immunitario andando a costituire gli anticorpi (ovviamente in questo caso sono i guardiani del cantiere).

Poi ci sono proteine trasportatrici come l'*emoglobina*, che conduce l'ossigeno nel sangue, o l'*albumina*, che costituisce circa il 60% dell'intero contenuto proteico del corpo umano e che è un "trasportatore tuttofare" di sostanze come ormoni, vitamine e acidi grassi, ma è anche in grado di isolare e trasportare sostanze tossiche.

SEGRETO n. 2: possiamo imparare a sfruttare al meglio la *green energy*, fonte naturale di proteine.

Eccoci arrivati nel cuore della naturenergia e dell'alimentazione naturenergetica, pronti a fare la conoscenza dell'alimento più ricco in natura – e non potrebbe essere altrimenti dato il suo scopo, che è quello di generare la vita.

Ricchissimi di sostanze nutrienti quali proteine, sali minerali, carboidrati, aminoacidi, grassi essenziali, fibre, vitamine e via dicendo, raramente vengono menzionati nelle diete e sono usati principalmente per insaporire pagnotte e focacce. Questi alimenti sono i semi oleosi.

È importante fare una premessa e sottolineare che i semi, se assunti dopo essere stati sottoposti a processo di cottura, proprio come nel caso di pane e focacce, non presentano alcun beneficio per il benessere fisico in quanto gli elementi nutritivi si disperdono completamente, e tra una pagnotta di pane semplice e una pagnotta con dentro i semi non c'è nessuna differenza se non quella del sapore.

Questi piccoli alimenti racchiudono in sé il potere della vita in quanto ricchi, in alte concentrazioni, di ogni singolo elemento necessario alla nascita e alla crescita della futura pianta.
I semi rappresentano una vera e propria fonte di energia naturale di cui possiamo beneficiare, una *green energy* al 100%.

Indispensabili per vegetariani e vegani per ottemperare alla scarsità di proteine in frutta e verdura, sono dei veri e propri integratori naturali, in grado di far fronte anche alle esigenze degli sportivi in quanto contengono un'alta concentrazione di proteine, aminoacidi e carboidrati.

La cosa più importante da sapere è che chiunque, fatta eccezione ovviamente per chi ha intolleranze alimentari, può e dovrebbe integrare la propria alimentazione con i semi oleosi, in quanto, oltre a fornire un importante apporto energetico, presentano caratteristiche favorevoli alla prevenzione di patologie cardiovascolari.
Questi piccoli nutrienti dalle infinite capacità sono un vero e

proprio toccasana per il benessere di ognuno di noi.

SEGRETO n. 3: il modo migliore per gettare le basi della felicità sono i semi del buonumore.

Il nostro stato d'animo è molto soggettivo e ovviamente è in stretto rapporto con il nostro carattere, con le nostre esperienze, con l'ambiente che ci circonda e con svariati altri fattori.

È anche vero però che, come per tutti i fattori inerenti il nostro benessere c'è un equilibrio di fondo, un equilibrio organico e chimico che deve funzionare in un certo modo, e per quanto riguarda il buon umore sappiamo che c'è una sostanza che lo regola e che si chiama *serotonina*.

Non è un caso che la serotonina venga definita "l'ormone del buon umore".

Questa sostanza permette la trasmissione di segnali da un'area all'altra del cervello e la maggior parte delle cellule cerebrali ne è influenzata; tra queste cellule ovviamente troviamo quelle legate allo stato d'animo ma anche quelle dell'appetito, del sonno, delle funzioni sessuali e del desiderio.

Il fatto di intervenire su molti aspetti dipende dalla vasta area cerebrale in cui sono presenti le cellule che contengono i ricettori della serotonina.

Come possiamo quindi "fare il pieno" di serotonina ed essere sicuri di averne una quantità tale da poter godere appieno e felicemente della nostra vita?

Consumare semi di sesamo è un valido sistema, semi di cui io mi nutro regolarmente e che ho ribattezzato "semi del buon umore".

L'elemento in grado di generare la serotonina è il *triptofano,* l'aminoacido che appunto ne è il precursore.

Quindi i semi di sesamo sono in grado di calmare il sistema nervoso e non solo, perché essendo la serotonina a sua volta precursore della *melatonina*, l'ormone che regola il ritmo circadiano (ritmo veglia-sonno), questi semi sono anche in grado di agire sulla regolazione dei ritmi del sonno, e ovviamente questo fattore non può che incidere ulteriormente in modo positivo sull'umore: un miglior riposo rende migliore la qualità della vita.

Ricchi di calcio, sono ottimi per rinforzare ossa e denti, mentre l'elevato contenuto di zinco li rende ottimi alleati del sistema immunitario.

Grazie alle loro qualità ricostituenti vengono consigliati anche come integratori nella dieta dei bambini. Sono ricchi di sali minerali come selenio, potassio, magnesio, rame e fosforo e proprio per l'elevata presenza di fosforo e triptofano divengono anche alleati della memoria.

SEGRETO n. 4: il nome dei semi di chia significa "semi della forza", un nome una garanzia.

Conosciuti sin dai tempi delle antiche popolazioni sudamericane, si narra che gli aztechi vincessero tutte le loro battaglie grazie alla forza che traevano da questi piccoli semi dalle molteplici proprietà.

I semi di cui stiamo parlando sono i semi di chia, il cui significato nel linguaggio maya è proprio "semi della forza".

Contengono quasi il triplo del ferro contenuto negli spinaci e ben cinque volte più calcio di quello contenuto nel latte (su 100 g di latte ci sono 125 mg di calcio, contro i 631 mg contenuti nei semi di chia).

Hanno un elevato apporto calorico in quanto ricchi di carboidrati e lipidi, e sono inoltre ideali per il corretto funzionamento intestinale in quanto ricchi di fibre vegetali; sono anche in grado di smaltire tossine e residui vari che si trovano nell'intestino.

SEGRETO n. 5: possiamo imparare a rimanere giovani con i semi dell'eterna giovinezza.

I semi di girasole sono un'importante fonte di proteine e fibre, e soprattutto sono ricchissimi di vitamina E, questo li rende dei potenti antiossidanti che difendono le nostre cellule dall'invecchiamento e dall'ossidazione.

La ricchezza di vitamina E inoltre contribuisce a difendere le pareti arteriose dall'accumulo di colesterolo ossidato e questo, assieme all'elevata presenza di vitamina B1 e B9, contribuisce a mantenere la salute del cuore e del sistema circolatorio.

La ricchezza di *acido folico* rende i semi di girasole utili per il buon funzionamento sia degli organi sessuali che del sistema nervoso.

Consiglio per lei: la ricchezza di magnesio e di rame li rende ottimi alleati delle donne, quando in menopausa vedono aumentare il rischio di osteoporosi.

SEGRETO n. 6: se amiamo fare movimento, possiamo ottenere tono muscolare e resistenza fisica con i semi dello sportivo.

I semi di canapa sono uno degli alimenti vegetali più ricchi al mondo, in quanto contengono tutti gli otto aminoacidi essenziali (leucina, isoleucina, fenilalanina, lisina, metionina, triptofano, valina).

Gli aminoacidi, spesso oggetto di integrazione supplementare da parte degli sportivi, devono essere assimilati attraverso l'alimentazione; infatti il nostro organismo da solo non riesce a sintetizzarne a sufficienza.

Possono essere considerati come i mattoni delle proteine e hanno lo scopo di fornire all'organismo gli elementi per la crescita, il mantenimento e la ricostruzione della struttura cellulare.

Di fatto gli aminoacidi consentono il processo biochimico per la conversione delle informazioni genetiche in proteine, che vanno poi a svolgere svariate funzioni nelle cellule.

Come già accennato i semi di canapa sono catalogati tra gli alimenti proteici completi e questo li rende un alimento fondamentale per la dieta degli sportivi, essendo degli ottimi integratori naturali della fibra muscolare, per questo motivo li ho indicati come "semi dello sportivo".

Il rapporto di acidi grassi *omega 6* e *omega 3* li rende un ottimo alimento per il benessere quotidiano di ciascuno di noi, e importantissimi per la regolazione delle attività metaboliche dell'organismo, per il corretto funzionamento dei muscoli, dei ricettori nervosi e di numerose ghiandole.

Spesso nei supermercati è più facile trovare i semi di canapa decorticata, ma è preferibile consumare i semi di canapa sativa che sono l'equivalente dei cibi integrali e sono quindi completi in tutte le loro parti, senza essere privati di alcun elemento nutriente.

La canapa sativa coltivata in Europa è priva di THC (cannabinoidi) ed è quindi totalmente escluso il rischio di effetti psicotropi.

Data la difficoltà nel reperire i semi di canapa sativa nei negozi ordinari io li compro online, li utilizzo da anni e mi trovo benissimo sia per la qualità che per il servizio.

SEGRETO n. 7: ci sono dei semi ottimi per recuperare le energie durante la giornata.

I semi di zucca sono un'ottima fonte di vitamine, acidi grassi insaturi e minerali (zinco, magnesio, ferro, selenio, manganese).

Proprio la presenza di ferro, magnesio e vitamina K garantisce un livello costante di zuccheri nel sangue e questo rende i semi di zucca un alimento altamente energizzante, consigliato anche come spuntino di metà pomeriggio proprio per riacquistare vigore.

Inoltre l'alto contenuto di zinco contribuisce a mantenere un cervello forte e una memoria di ferro, ma anche la vista, il tatto e l'olfatto traggono beneficio da questo minerale.

Il magnesio fa sì che abbiano un effetto rilassante e distensivo sia sul sistema nervoso che sui muscoli, infatti il magnesio è efficace anche per sciogliere i crampi.

La composizione di steroli vegetali, fitosteroli, magnesio, acido linolenico e omega 3 favorisce la riduzione di colesterolo cattivo nel sangue.

Consigli per lui: i semi di zucca mantengono la salute della prostata grazie alla presenza dei fitosteroli, dello zinco e degli omega 3, e sono utili per combattere le infiammazioni urinarie.

Una carenza di zinco può portare a una riduzione degli spermatozoi, quindi consumare questi semi che ne sono ricchi può contribuire a mantenerne il corretto equilibrio.

Consigli per lei: alleviano i sintomi della menopausa come le vampate di calore e l'insonnia, questo perché l'alta presenza di fitoestrogeni agisce in modo attivo sull'equilibrio della pressione sanguigna. Sono utili per combattere le infiammazioni urinarie.

SEGRETO n. 8: possiamo fare il pieno di omega 3 con i semi di lino.

Gli *omega 3* sono I cosiddetti "grassi buoni" ed è essenziale che siano assunti attraverso l'alimentazione, è proprio qui che entrano in gioco i semi di lino che ne sono una fonte ricchissima.

Oltre agli omega 3 abbiamo abbondanza di *omega 6* e quest'accoppiata è un tandem ideale per l'intero benessere dell'organismo.

In particolare viene stimolato il sistema immunitario e regolato il funzionamento dell'intestino, oltre a dare un contributo alla salute di cuore, circolazione sanguigna, cervello e capelli.

È con una manciata giornaliera di questi piccoli semi, indicati anche per alleviare stitichezza e cistite, che possiamo garantire al nostro corpo il fabbisogno di acidi grassi di cui necessitiamo.

Prima di consumare i semi di lino è necessario schiacciarli, questo perché hanno il guscio molto duro che è in grado di resistere anche agli acidi presenti nell'intestino.

Schiacciarli e consumarli immediatamente ci consente invece di assorbirne tutte le proprietà nutrienti tra cui fosforo e magnesio, e giovarci appieno di tutti i benefici che questi semi hanno da offrirci.

È importante dunque consumare i semi per trarre vantaggio dalle molteplici proprietà benefiche che ne derivano, e a maggior ragione se si è vegetariani o vegani servono a completare l'alimentazione di tutte le sostanze necessarie al funzionamento dell'organismo, avvalendoci di prodotti che ci offre la natura.

SEGRETO n. 9: il cibo integrale racchiude il segreto dell'equilibrio.

L'alimentazione naturenergetica si fonda sulla base del prodotto naturale che dà energia e che proviene dalla terra, e una caratteristica importante di tutto ciò è legata anche all'integrità del cibo che mangiamo.

Il cibo integrale è come quelle persone un po' burbere e spigolose che racchiudono in sé un cuore e un animo d'oro, che d'impatto si presentano dure ma che poi sono le prime a farsi in quattro per dare una mano a chi ne ha bisogno.

Quando mangiamo il riso o la pasta integrale si fa sempre un po' più fatica a masticarli e ad assaporarne il gusto se paragonati al cibo raffinato, proprio come quando si cerca di conoscere un po' più a fondo una persona schiva.

Se prepariamo un dolce con la farina integrale probabilmente non sarà mai delicato e bello come un dolce fatto con farina "00" o "0", proprio perché quella integrale è più granulosa oltre che più scura.

Ma tutta questa estetica e morbidezza vanno a discapito di un aspetto molto più importante, che è quello nutriente, quello della "vera essenza".

Un chicco di cereale integro nel suo complesso racchiude tutto ciò che di più nutriente ed equilibrato la natura ha da offrirci, e tutto ciò in favore del nostro benessere e della nostra salute.

Per produrre farina raffinata vengono scartati la crusca e il germe. La crusca è la parte più esterna del chicco, la parte che protegge il seme e che è ricca principalmente di fibre, ma anche di sali minerali, proteine e vitamine, e che è la parte del chicco più nutriente per il nostro organismo.

Il germe invece è l'embrione dal quale dovrebbe nascere la nuova pianta ed è ricco di omega 3, vitamine e tutte quelle sostanze necessarie alla corretta crescita della futura pianta.

Quindi l'unica parte che rimane nelle farine raffinate è l'endosperma, la parte più povera di sostanze nutrienti e dalla quale assumiamo principalmente carboidrati, che sono necessari per fornire energia al nostro organismo, ma che se assunti in eccesso possono creare problemi per la nostra salute.

Ormai è di comune uso nutrirsi di cibi che siano soffici e belli da vedere, a discapito di quello che è l'aspetto nutriente, come nel caso di pane, pasta, riso e via dicendo.

In realtà mangiare cibo integrale è fondamentale per assorbire carboidrati in modo corretto e mantenere in equilibrio il nostro organismo.

È molto importante fare queste considerazioni in quanto il diabete di tipo 2, patologia in continuo aumento legata al consumo di zuccheri, è strettamente collegata all'eccesso di carboidrati, che nei cibi raffinati sono l'unico nutriente presente.

Di fatto i carboidrati aumentano la concentrazione di zuccheri nel sangue (la concentrazione di zuccheri è chiamata *glicemia*), e questo aumento costringe l'organismo a produrre più *insulina* (il principale ormone che regola la concentrazione di zuccheri, con lo scopo di abbassarla).

Ma così come è vero che i carboidrati aumentano la concentrazione di zuccheri nel sangue, è anche vero che sono essenziali per fornirci un corretto apporto energetico, in sostanza sono il principale carburante per il nostro organismo.

In tutto ciò la natura non è stupida, e gli alimenti integrali, consumati così come ci vengono offerti dalla terra, hanno un equilibrio intrinseco in quanto sono ricchi di fibre e proteine, sostanze che contribuiscono ad abbassare l'indice glicemico, dandoci un maggior senso di sazietà e diminuendo il rischio di andare incontro al diabete.

È importante fare attenzione ai prodotti che acquistiamo e verificare che siano fatti con vera farina integrale e che non si tratti di farina raffinata, alla quale viene aggiunta la crusca rimacinata in un secondo momento.

Questo lo si può controllare nella lista degli ingredienti: se riporta elementi come crusca, cruschello o una bassa percentuale di farina raffinata, vuol dire che ci troviamo di fronte a un prodotto non integrale ma che per legge può essere chiamato integrale, in quanto è sufficiente che sia presente il 51% di tutti e tre i componenti che costituiscono il chicco perché il prodotto venga considerato integrale.

Quindi per essere sicuro di acquistare prodotti realmente integrali, anche nel caso di prodotti da forno come pane, cracker, grissini e via dicendo, assicurati che tra gli ingredienti sia specificato "farina di grano tenero integrale" o "farina di frumento integrale", senza l'aggiunta dei prodotti sopra menzionati.

SEGRETO n. 10: il cibo biologico rispetta l'ambiente e la salute, ma è importante prendere in considerazione prodotti "a km 0" quando è possibile.

Questo è un argomento un po' dibattuto, perché se fatto come si deve il biologico è utile sia per la salute del corpo umano che per la salute del pianeta che abitiamo, il problema nasce quando ci si imbatte in notizie di frode e immissione sul mercato di prodotti spacciati per biologici quando poi non lo sono.

Data la varietà di filoni pro e contro il biologico, vediamo quali sono alcuni dei requisiti che devono rispettare le aziende per poter apporre il marchio di produzione biologica:

- Agricoltura basata sull'esclusione di prodotti chimici
- Tecniche lavorative atte al mantenimento della fertilità naturale del terreno
- Utilizzo di fertilizzanti naturali
- Impiego di tecniche e additivi di origine naturale per la trasformazione degli alimenti

Oggigiorno è difficile fidarsi ciecamente di ciò che ci viene proposto, quindi conviene sempre prendere informazioni sul prodotto e sul produttore da cui stiamo acquistando.

Una buona alternativa da utilizzare quando possibile è quella di acquistare prodotti "a km 0", prodotti locali acquistati direttamente sul posto di produzione, è così più facile avere informazioni sulla qualità del processo produttivo e abbassare il rischio di trovarsi di fronte a spiacevoli sorprese.

RIEPILOGO DEL CAPITOLO 4:

- SEGRETO n. 1: le proteine sono i "mattoni" del corpo umano, ma svolgono anche importanti funzioni dinamiche quali trasporto e azionamento.

- SEGRETO n. 2: possiamo imparare a sfruttare al meglio la green energy, fonte naturale di proteine.

- SEGRETO n. 3: il modo migliore per gettare le basi della felicità sono i semi del buonumore.

- SEGRETO n. 4: il nome dei semi di chia significa "semi della forza", un nome una garanzia.

- SEGRETO n. 5: possiamo imparare a rimanere giovani con i semi dell'eterna giovinezza.

- SEGRETO n. 6: se amiamo fare movimento, possiamo ottenere tono muscolare e resistenza fisica con i semi dello sportivo.

- SEGRETO n. 7: ci sono dei semi ottimi per recuperare le energie durante la giornata.

- SEGRETO n. 8: possiamo fare il pieno di omega 3 con i semi di lino.

- SEGRETO n. 9: il cibo integrale racchiude il segreto dell'equilibrio.

- SEGRETO n. 10: il cibo biologico rispetta l'ambiente e la salute, ma è importante prendere in considerazione prodotti "a km 0" quando è possibile.

Capitolo 5:
Il giusto atteggiamento mentale per il benessere

Dovremmo sempre cercare di scegliere con cura le parole che usiamo per esprimerci, perché quelle stesse che usiamo per dire qualcosa sono le stesse che ci inducono all'azione.

Come reagiresti se qualcuno ti chiedesse di andare a nutrirsi insieme, piuttosto che chiederti di andare a mangiare insieme?

Probabilmente la maggior parte delle persone sgranerebbe gli occhi, avrebbe un attimo di smarrimento o penserebbe di trovarsi di fronte a un momento di follia.

Eppure quello che noi intendiamo con la parola *mangiare* è molto più di una semplice azione meccanica, non stiamo semplicemente portando la posata alla bocca per riempirci la pancia e soddisfare l'istinto della fame, bensì, anche se non ci pensiamo, stiamo apportando nutrimento al nostro intero organismo.

Stiamo facendo qualcosa di importante per il nostro benessere, sia per l'equilibrio fisico che per quello mentale, apportando energia alla nostra intera persona.

È giusto usare la parola mangiare quando è collegata a un momento di socializzazione e svago, probabilmente sarebbe poco sobrio chiedere a degli amici di uscire per andare a nutrirsi insieme, visto che lo scopo principale è quello di trascorrere un po' di tempo in compagnia l'uno dell'altro assaporando qualcosa di gustoso.

SEGRETO n. 1: il giusto atteggiamento mentale è il turbo del benessere e fa la differenza tra mangiare e nutrirsi, tra quantità e qualità.

Il termine *mangiare* diventa riduttivo quando lo applichiamo a noi stessi in qualsiasi contesto, perché toglie importanza al motivo reale della nostra azione, che è quello di *nutrire* il nostro intero organismo e che viene sostituito da un'azione automatica, legata al solo scopo di riempirsi la pancia.

Adesso vorrei che tu chiudessi gli occhi pensando di trovarti nell'intento di prendere la prima forchettata dal piatto; proprio prima di mettere la posata in bocca, pensa che con quella forchettata stai per nutrire te stesso e che stai inserendo nel tuo corpo sostanze che andranno a interagire con tutto il tuo organismo.

Ha avuto un altro valore? Hai immaginato di farlo con più attenzione e percepito che quello che stavi facendo è molto importante?

Questo è l'atteggiamento con cui dobbiamo sederci di fronte al nostro cibo, perché è così che ci rendiamo completamente partecipi della nostra azione e pienamente consapevoli delle sostanze che stiamo inserendo nel nostro corpo.

Sostanze che una volta ingerite avranno degli effetti su tutta la nostra persona.

Questo ci porta a orientarci verso scelte più oculate e consapevoli, è l'atteggiamento che ci permette di essere liberi dalle convinzioni che ci sono sempre state inculcate e ci consente di scegliere liberamente per il nostro bene.

Il giusto atteggiamento mentale è la marcia in più verso il

benessere.

SEGRETO n. 2: prendi spunto dai vari metodi alimentari ma sii sempre il capitano della tua nave.

Sii sempre il capitano della tua nave e guida l'azione dove vuoi, nelle tue scelte alimentari così come in tutti gli obiettivi che ti poni nella vita, che siano delle migliori prestazioni fisiche, un maggior benessere, felicità, denaro, relazioni o quant'altro.

Nonostante in giro si trovino tantissimi metodi e diete più o meno validi, l'alimentazione è un fattore molto soggettivo che cambia in base alle preferenze, allo stile di vita e via dicendo, ma se ci pensiamo bene, nonostante le mille sfaccettature, c'è un denominatore comune che unisce questa molteplicità di metodi che si trovano in giro, e questo denominatore comune è il raggiungimento del benessere.

Ragion per cui è indispensabile avere un'appropriata conoscenza del cibo di cui ci nutriamo per poi prendere spunto da uno o più metodi e personalizzarli in base alle proprie necessità.

Credo proprio che il segreto di una corretta alimentazione sia questo, avere degli esempi che funzionano da cui trarre spunto e su cui lavorare grazie alle conoscenze acquisite, per poterli modellare sulla base della propria persona.

Crea una base alimentare fondata su dei punti cardine, un'alimentazione sana e completa da cui trarre i benefici che vuoi ma senza tralasciare i tuoi gusti, principio base su cui si poggia l'alimentazione naturenergetica, che più che essere una dieta è uno stile di vita, lo stile del benessere consapevole!

Il mio schema alimentare è un tassello fondamentale del mio benessere quotidiano che chiaramente non può essere universale e applicabile per tutti; quello che mi preme è trasmettere le conoscenze basate sulla mia esperienza pratica, esperienza che mi ha portato a ottenere ottimi risultati in termini di qualità della vita.

Il consiglio che mi sento di darti è quello di apportare cambiamenti graduali, così da avere il modo e il tempo di prendere confidenza con ciò che di nuovo stai inserendo tra le tue abitudini alimentari, e valutare tu stesso se questo apporta o meno dei benefici alla tua condizione fisica.

Ricorda sempre che ogni cosa ha il suo tempo e che non esistono alimenti miracolosi, ma che i risultati si ottengono con la costanza e la consapevolezza alimentare.

Quindi se ad esempio decidi di iniziare a bere il tè verde per mantenere la linea o per contrastare gli effetti del fumo, prendilo come un impegno con te stesso affinché diventi una sana abitudine, se ti aiuta a non dimenticarlo fallo tutti i giorni alla solita ora o comunque in uno specifico momento della giornata.

Secondo gli esperimenti di un chirurgo di nome Maxwell Maltz sarebbero sufficienti 21 giorni per apprendere una nuova abitudine e renderla un'azione automatica, tesi portata avanti anche dai più noti speaker e formatori motivazionali del mondo.

Secondo uno studio basato su 96 volontari il tempo varierebbe dai 18 ai 254 giorni, ma se la tua motivazione è forte come lo è stata per me, prendere un'abitudine è facile e dopo 21 giorni sarai già più che rodato nel compimento in modo del tutto naturale dell'azione che ti sei prefissato.

L'ultima abitudine che ho preso è stata quella di leggere prima di alzarmi dal letto, perché l'idea di far viaggiare un po' l'immaginazione immerso tra le righe di un bel libro e iniziare la giornata in questo modo mi stimolava.

Beh, già dopo una settimana ero più che entusiasta di aprire il libro e riprendere a leggere la storia iniziata!

"A ogni angolo di strada avrai l'opportunità di incontrare un maestro, ma solo una vera guida incontrerai nella tua vita ed è la guida che risiede dentro di te."

SEGRETO n. 3: l'alimentazione vegetariana o prevalentemente vegetariana rende il fisico più reattivo.

"Il nostro organismo, come quello delle scimmie, è programmato proprio per il consumo di frutta, verdura e legumi. Una dieta priva di carne non ci indebolirebbe certamente: pensiamo alla potenza fisica del gorilla. E pensiamo al neonato, che nei primi mesi quadruplica il suo peso nutrendosi solo di latte. Non solo una dieta di frutta e verdura ci farebbe bene, ma servirebbe proprio a tenere lontane le malattie." Umberto Veronesi

Come abbiamo potuto riscontrare ci sono alimenti di origine vegetale che stimolano lo sviluppo di melatonina e che quindi contribuiscono a regolarizzare il ciclo circadiano, che è il ritmo sonno-veglia, e abbiamo visto che l'alimentazione naturenergetica è altamente energetica ma che allo stesso tempo non appesantisce l'organismo.

Una bistecca alla fiorentina o una salsiccia sono sicuramente gustose e altamente caloriche, ma paradossalmente il nostro corpo per rifornirci di questa energia ha bisogno di maggior energia anche per smaltire i grassi saturi in eccesso, grassi che se non vengono smaltiti si accumulano inesorabilmente.

Inoltre ci sono tesi che sostengono che mangiando la carne si introducano nel proprio corpo rifiuti tossici che l'animale avrebbe eliminato attraverso le urine.

Io non sono un medico ma posso portare la mia esperienza per definire con una metafora i miglioramenti che ho riscontrato da quando la carne non fa più parte della mia dieta abituale, e questo è un dato di fatto.

Mangio carne molto saltuariamente, capita se sono ospite a casa di qualcuno per evitare di declinare l'invito o dover far cucinare appositamente per me, e a volte se vado al ristorante, ma devo premettere che ci vado poche volte, e del resto nella vita è anche giusto togliersi qualche sfizio, e i peccati di gola se nel giusto limite fanno bene al palato, ma anche all'umore!

Se ti è capitato di vedere un Gran Premio di Formula 1 sai che ogni scuderia adotta una propria strategia sul numero di soste ai box per fare rifornimento.

Alcune autovetture fanno una sola sosta: queste rispetto a chi decide di partire con meno carburante e fare quindi più soste hanno la capacità di percorrere più strada ma ovviamente sono più lente, perché prima di diventare performanti, per poter rendere al meglio ed essere realmente competitive, devono bruciare un bel po' di quello stesso carburante in eccesso.

La potenza allo spunto è la stessa ma la reattività è a favore di chi sceglie di gareggiare più leggero.

Quindi se ci alimentiamo di carne il nostro corpo si affatica maggiormente a causa dei grassi in eccesso che si accumulano nei tessuti e nel sangue, e se non adeguatamente smaltiti dall'organismo rendono il nostro corpo maggiormente predisposto a malattie cardiovascolari, oltre che essere già di base più appesantito.

Con una corretta alimentazione vegetariana o prevalentemente vegetariana, dove il consumo di carne è sporadico così come il consumo di dolci, il nostro corpo assimila ogni sostanza di cui necessita per produrre energia, tra cui i grassi essenziali (grassi insaturi), ma con un minor carico di lavoro da fare per metabolizzare il cibo e trasformarlo nell'energia di cui abbiamo bisogno.

Il tutto con il vantaggio di dare più reattività all'intero sistema ed essere così meno soggetti all'usura nel tempo, o meglio a un'usura più lenta.

È questo il caso dell'alimentazione naturenergetica, da quando ho intrapreso questo percorso alimentare le mie ore di sonno si sono ridotte in modo del tutto naturale e sono di ottima qualità, e anche quando non metto la sveglia perché la mattina non devo alzarmi presto, dopo cinque ore o al massimo cinque ore e mezzo sono felicemente sveglio e pronto a iniziare la mia nuova giornata.

Il bello di tutto ciò è che il giorno sono energico e in perfetta forma e per me che ero un amante, se non addirittura un dipendente, della "pennichella" questo è stato un inaspettato e soddisfacente traguardo.

"Niente aumenterà le possibilità di sopravvivenza della vita sulla Terra quanto l'evoluzione verso un'alimentazione vegetariana."
Albert Einstein

SEGRETO n. 4: apprendere e mettere in pratica è l'unico modo per toccare la verità con mano e ottenere ottimi risultati.

Come già detto non sono un dottore o un nutrizionista, ma ho studiato un pezzettino per volta e messo in pratica ciò che ho appreso strada facendo, raggiungendo ottimi risultati.

A volte ho ricevuto input dalle persone che ho intorno, e una volta approfonditi li ho messi in pratica, come nel caso del kefir d'acqua.

Sono un portavoce del benessere e quello che mi auguro è di aver stimolato la tua curiosità e il tuo interesse nell'approfondire la conoscenza del cibo di cui ti nutri, e nel saper andare oltre gli stereotipi che ci vengono inculcati sin da piccoli e che il sistema contribuisce ad alimentare pur di far funzionare l'aspetto economico, spesso a discapito del vero benessere. E infine, nello scegliere tra gli scaffali alimentari in modo consapevole in favore del nostro benessere, andare oltre il condizionamento anche inconscio che deriva dalle continue pubblicità e dal marketing aggressivo cui siamo sottoposti ogni giorno.

SEGRETO n. 5: abitudine alimentare, la costanza è il motore del benessere.

Sono molti i cibi vegetali che hanno in comune importanti proprietà benefiche per l'organismo e questo ci permette di avere una dieta varia, completa ed equilibrata, ma il fattore essenziale in tutto ciò è la costanza.

Abbiamo visto alimenti dalle meravigliose proprietà, ma nonostante questo non esistono alimenti miracolosi che consumati due o tre volte portano a un improvviso miglioramento del benessere, questo perché i nutrienti hanno bisogno di essere assimilati costantemente ed entrare in circolo.

Di seguito il mio schema alimentare, che via via ho cercato di migliorare e che per me funziona alla perfezione, questo non vuol dire che sia universale e vada bene per tutti, però potrebbe fare da spunto.

Prima colazione: innanzitutto bevo il "talchi", che come abbiamo visto è sia purificativo che energetico, dopodiché aspetto circa venti minuti prima di nutrirmi con la prima colazione, lasciando che il "talchi" faccia il suo effetto.
Passati i venti minuti mangio una fettina di pane integrale con sopra il miele (ottima fonte di energia naturale), semi di canapa e uva passa. In aggiunta mangio un frutto fresco di stagione.

A metà mattina mi nutro con due mele e durante tutto l'arco della mattinata bevo mezzo litro di kefir d'acqua.

Pranzo: l'ingrediente principale del mio pranzo è il riso integrale, condito con verdure di vario genere, le più frequenti sono broccoli o cavoli cotti al vapore, zucca cotta al vapore, pomodori ciliegini, olive nere, funghi champignon crudi, carote cotte o crude alla julienne e capperi.

Metà pomeriggio: bevo un tè verde, sempre lontano dai pasti perché tende a ridurre l'assorbimento del ferro.

Saltuariamente mangio una focaccia per spezzare la fame, ma è più una questione di sfizio.

Cena: la mia cena è per lo più costituita da insalatone accompagnate da pane integrale e farcite di semi: semi di zucca, semi di girasole, semi di sesamo e semi di lino su una base di lattuga.

Nelle insalate utilizzo quasi solamente verdure crude, sia perché mi piacciono sia perché sono altamente nutrienti, salvo alcuni casi come la carota, poiché per trarne il massimo beneficio è da consumare cotta.

Ovviamente anche le patate le consumo lesse, altrimenti sarebbero tossiche a causa della solanina che contengono.

Un paio di volte la settimana inserisco il parmigiano nelle insalate per assimilare la vitamina B12, totalmente assente nelle verdure, mentre una volta alla settimana mi nutro con tre uova (anche in questo caso assimilo la vitamina B12), mentre una/due volte mi nutro di legumi, sempre accompagnati da qualche verdura.

L'elemento immancabile di ogni mia cena è l'aglio, ne mangio uno spicchio crudo tutte le sere "mimetizzandolo nella forchettata". Se consumato con cibi succosi come il pomodoro il suo sapore forte viene quasi annullato. Per uccidere l'inevitabile alitosi che questo lascerebbe ingerisco due/tre cucchiaini di succo di limone e il problema è risolto!

Una volta cenato mi preparo la tisana zenzero e cannella.
Quando arrivo a fine giornata tra tè, tisana, kefir d'acqua, aloe vera e acqua bevo circa 3/3,5 litri di liquidi.

Questo è in linea di massima il mio schema alimentare, quello che mi ha portato a essere più reattivo, ad avere un sonno più breve e di ottima qualità, maggior resistenza fisica e uno stato di generale benessere che non provavo nemmeno quando avevo vent'anni.
In Inghilterra abitavo con tre coinquilini, due dei quali iniziarono a prendere qualche spunto dalla mia alimentazione.

Quello che segue è un aneddoto simpatico che riguarda il mio ex coinquilino Marco, che subito dopo di me aveva deciso di provare a essere vegetariano.

La prima cosa che ha fatto è stata quella di smettere di comprare hamburger semipronti pieni di salse da aggiungere, pizze surgelate e altri cibi simili.

Durante questa sua iniziativa il nostro coinquilino Francesco si era assentato per qualche giorno e al suo ritorno mi fece notare che Marco "non aveva più la faccia verdolina" ma aveva un colorito sano, rosa e molto più naturale. Io non sono fisionomista però questa sua affermazione, sul momento anche molto divertente e ovviamente accentuata, si riferiva a un volto più disteso, visto che anche la pelle trae i suoi benefici da un'alimentazione più sana, e Marco oltre ad aver eliminato "cibi spazzatura" aveva scoperto il beneficio purificativo di bere acqua tiepida e limone.

Francesco invece non se la sentì di diventare completamente vegetariano ma decise comunque di ridurre drasticamente il consumo di carne aumentando quello di verdure.

Soffriva di costipazione, che per lui era un problema ricorrente.

Ricordo ancora la felicità che esprimeva nel mettermi al corrente che finalmente non soffriva più di stipsi, aveva risolto un problema che si portava dietro da anni in pochi giorni e semplicemente aumentando in maniera consistente il consumo di verdure.

Avvertenza: *le note relative agli usi, alle proprietà e alle indicazioni degli alimenti contenuti in questo libro hanno carattere puramente informativo e non sostituiscono la consulenza medica.*

Ne ho già parlato ma credo sia importante ricordare la storia di mia madre, probabilmente la più eclatante.

Soffriva di helicobacter e non poteva fare la cura medica perché a base di penicillina, antibiotico al quale lei è allergica. Soffriva di costanti dolori di stomaco e urti di vomito.

Dopo aver trovato una cura medica palliativa le cose sono migliorate, ma ogni volta che, come da prescrizione medica, la cura alternativa a quella antibiotica veniva messa in pausa, i sintomi dell'helicobacter si ripresentavano puntualmente.

Dopo un po' di tempo che ho iniziato a farle bere il kefir d'acqua, bevanda importantissima per mantenere l'equilibrio della flora intestinale, il mal di stomaco e gli urti di vomito le sono definitivamente scomparsi.

La mia fidanzata invece ha iniziato a godere dei benefici dello zenzero: la tisana di questa potente radice è in grado di farle sparire i dolori di pancia durante il periodo mestruale.

Il beneficio dell'alimentazione naturenergetica che più ha soddisfatto me personalmente è la maggior resistenza al freddo.

I ragazzi con cui condividevo la casa in Inghilterra erano tutti e tre siciliani, e se c'era qualcosa che proprio non riuscivo a spiegarmi era il fatto che loro, siciliani e abituati a un clima molto più caldo rispetto alla zona dell'appennino tosco-emiliano dalla quale io provengo, in pieno inverno riuscivano a stare in casa con le magliette a maniche corte, mentre io con la felpa avevo quasi freddo.

Iniziando a cercare informazioni ho scoperto che la tiroide, a seguito di funzionamento scorretto, incide anche sulle sensazioni di caldo o freddo.

La seconda cosa che ho scoperto è che il selenio ha un'azione benefica proprio sul corretto funzionamento della tiroide e subito dopo che i semi di girasole ne contengono una buona quantità.
Così ho introdotto i semi di girasole nella mia alimentazione, e altri vegetali contenenti il selenio.

La mia tendenza a soffrire il freddo è sparita e in inverno sto benissimo anche senza un abbigliamento eccessivamente pesante.
Ovviamente il fatto di stare meglio in inverno non significa che soffro di più il caldo in estate ma anzi mi trovo a mio agio sia al caldo che al freddo, e tutti i giorni in pausa pranzo vado a fare una bella passeggiata a piedi, che ci siano -4°C in inverno o +40°C in estate.

RIEPILOGO DEL CAPITOLO 5:

- SEGRETO n. 1: il giusto atteggiamento mentale è il turbo del benessere e fa la differenza tra mangiare e nutrirsi, tra quantità e qualità.

- SEGRETO n. 2: prendi spunto dai vari metodi alimentari ma sii sempre il capitano della tua nave.

- SEGRETO n. 3: l'alimentazione vegetariana o prevalentemente vegetariana rende il fisico più reattivo.

- SEGRETO n. 4: apprendere e mettere in pratica è l'unico modo per toccare la verità con mano e ottenere ottimi risultati.

- SEGRETO n. 5: abitudine alimentare, la costanza è il motore del benessere.

Conclusione

Il benessere è una scelta e in quanto tale deve essere coltivato.

L'alimentazione ne è un tassello fondamentale e se la celebre frase del filosofo Ludwig Feuerbach "L'uomo è ciò che mangia" ha un fondo di verità è bene prenderne atto, e iniziare a pensare seriamente di fare attenzione a ciò di cui ci nutriamo. A maggior ragione in un momento storico come quello che stiamo attraversando, frutto del consumismo a tutto campo, dove l'andamento economico globale ha preso il sopravvento sulla qualità della vita e sul rispetto dell'ambiente che ci ospita.

Voler trasmettere il concetto di consapevolezza alimentare è il motivo che mi ha spinto a prendere la mia esperienza come spunto per descrivere come, già partendo da alcuni piccoli accorgimenti nell'alimentazione, possiamo trarre dei grandi benefici, benefici che ovviamente sono il frutto del giusto metodo applicato con impegno e determinazione in maniera costante.

Voglio che i lettori continuino a leggere e informarsi per creare ognuno la propria consapevolezza alimentare, fondamento base dell'alimentazione naturenergetica.

Solamente informandoci e sperimentando in prima persona possiamo toccare con mano la verità, la nostra verità.

Ci sono alimenti vegetali particolarmente indicati per il benessere e il buon mantenimento della salute che hanno molteplici proprietà benefiche in comune, questo ci consente di variare la nostra dieta quanto più ci piace.

Approfondendo le nostre conoscenze ci rendiamo conto di quante sorprese la natura ci ha riservato, a noi non resta che il piacere di riscoprirle e beneficiarne.

Ringraziandoti di essere arrivato fin qui spero di essere riuscito nell'intento di incuriosirti e averti dato qualche buon motivo per accrescere la tua consapevolezza alimentare, augurandomi che tu possa raggiungere gli stessi risultati che mi hanno portato a vivere uno stato di benessere e serenità quotidiano.

Vuoi seguire le news di alimentazione naturenergetica o prendere contatto diretto?

Collegati al profilo instagram al seguente link:

https://www.instagram.com/alimentazione_naturenergetica

Se vuoi inoltre imparare a mantenere in salute le tue cellule, iscriviti GRATIS al percorso "Il Potere Della Longevità" che puoi trovare qui:

http://alimentazionenaturenergetica.com/

Risorse consigliate

"Il grande libro della guarigione reiki" di Walter Lubeck

http://amzn.to/2j225zd

"Il secondo cervello" di Michael D. Gershon

http://amzn.to/2k4FZZ3

"American Diabetes Association"

http://bit.ly/1lfLu4H

JAD – Journal of Alzheimer's Disease

http://bit.ly/2BRm2wS

Semi di Canapa Sativa

http://amzn.to/2nEZEE4